なんだかよくわからない「お腹の不調」はこの食事で治せる！

世界が認めた
低FODMAP《フォドマップ》
食事法

Akashi Eda
江田 証
医学博士　江田クリニック院長
日本消化器病学会専門医
日本消化器内視鏡学会専門医

PHP研究所

お腹に良いと言われる食生活をしているのに、

「下痢《げり》や便秘《べんぴ》やガスなど、お腹の不調が一向に改善しない」

「医者にいっても『異常はない』と言われる」

そんな悩みをかかえるあなた。

安心してください。
あなたのお腹は、
必ず良くなりますよ！

突然で驚かれるかもしれませんが、
まずは「納豆、牛乳、ヨーグルト、小麦、タマネギ、リンゴ」
を食べることをやめてみましょう。
「え？　小麦はともかく、それ以外はむしろ
お腹にいいと思って、積極的にとっていたんですけど……」

そうなんです、実はここがお腹の不調で
悩まれている方が苦しんでいる、
大きな落とし穴だったのです。

実は最新の研究で、下痢や便秘、ガス、しくしくする
お腹の痛みといったお腹に関する不調のほとんどが、
これらに多く含まれている「FODMAP《フォドマップ》」と呼ばれる
特定の糖質に原因があることが分かってきました。

※ＦＯＤＭＡＰの解説は49ページをご参照下さい。

私は長年、胃腸の専門医として、何万人もの方の
内視鏡検査を行い、お腹の不調を診《み》てきましたが、
そのほとんどが、
「FODMAP」食をやめるだけで、
劇的に改善していきました。

普段食べていたものの一部をやめるだけなので、
お金もかかりませんし、今日からはじめられます。
しかも、**副作用ゼロの安心・安全な健康法**です。

腸が元気になると、人生が変わります。

これは決して大袈裟《おおげさ》な話ではありません。

これまで数えきれない方々が

元気な腸を手に入れることで、

笑顔を取り戻してきました。

あなたのお腹は必ず良くなります。

ぜひ、騙《だま》されたつもりで、

この健康法を試してみてください。

もう、つらいお腹の不調とは、
おさらばしましょう！

はじめに

原因がよくわからないけれど、いつもお腹の調子が良くない……。今、そうした悩みを持つ日本人が本当に増えています。

私は消化器内科の医師として、クリニックで多いときには1日に200人以上の患者さんのお腹を診《み》ていますが、次のようなお悩みの相談を受けます。

「先生、ぼくは、〈食物繊維がお腹に良い〉と言われているので、いっしょうけんめい食物繊維が多いアスパラガス、豆、キムチ、乳製品、果物などをたくさんまじめに積極的に食べてきました。でも、食べれば食べるほどお腹がしくしく痛んで、下痢《げり》をして、本当に悩んでいます」

「先生、聞いてください。おしゃれして気合いを入れてデートに行って、彼に美味《おい》しい食事をごちそうしてもらったんです。でも、そのあとすぐにお腹にガスがたまってパンパンになってしまって……。トイレに行っても苦しいし、同じ部屋に居ても、おならが出るんじゃないかと心配でたまらなくって、落ち着いてデートもできません」

こうした患者さんを診察していると、なんとかしなくてはならないという「医師としての使命感」のようなものが湧《わ》いてきます。

「お腹にやさしい」「整腸作用がある」といった商品があふれている昨今ですが、実は日本では、本当に正しい腸の健康法について、情報がきちんと伝えられていません。

本書でご紹介する「低ＦＯＤＭＡＰ《フォドマップ》食」は、ある種の糖質を避けた食事をすることで、腸を元気にする健康法です。

海外では、もはや一般常識に近いほど知られていて、お腹の調子が悪い人が必ず最初に取り入れる食事法なのですが、残念ながら日本では、まだほとんど知られていません。

簡単に言うと、**一般的に「お腹に良い」と信じられている食品が、実は小腸や大腸の負担になる場合がある、**ということです。

この低FODMAP食を患者さんが取り入れると、多くの場合、お腹の調子が驚くほど良くなります。

人の腸や腸内細菌は、人それぞれ違いがあります。人間が一人ひとり違うように、その人の腸もまた、同じではありません。あの人に効果的だった健康法が、あなたにも効《き》くとは限らないのです。

だから、世に言われる「お腹に良い！」を鵜呑《うの》みにしてはいけません。

これからご紹介する**「低FODMAP食」は、自分のからだ（腸）には何が合って、何が合わないのかを見極めていく、いわばオーダーメイドの健康法です。**

ぜひご自分のからだに耳を澄ませて、不調も病気もない、本当の健康を手に入れてください！

なんだかよくわからない
「お腹の不調」はこの食事で治せる！

目次

序章

原因不明のお腹の不調は食事で治る！

第1章

お腹の調子の悪さは「糖質」が原因だった！

第2章

お腹の不調が治る食べもの、悪化させる食べもの

「低FODMAP食」食材編

第3章

「低FODMAP食」実践編

あなたのお腹の不調を治す、オーダーメイド食事法

番外編

腸を若返らせるための食習慣

――老化しない強い腸を手に入れるために知っておきたいこと

序章

原因不明のお腹の不調は食事で治る！

これまでの「腸の常識」は間違っていた！

日本人はお腹が弱い民族

医者に行っても、「異常ありません」と言われるのに、お腹の調子がなんだか良くない。

実は、日本人の多くが、こうしたお腹の不調に悩んでいます。

昨日はお腹がゆるいと思ったら、今日は便秘。なんだかガスもたくさん出てしまう……。大きな病気というわけではないけれど、いつもお腹に不安があって不快だ、という人が本当に多いのです。

あまり知られていませんが、実は**日本人はもともとお腹の弱い民族です。何らかのお腹の不調で悩んでいる人は、ほかのアジア民族とくらべても非常に多く、約10**

人に1人以上だと言われています。

そこで重要になってくるのが、腸の健康法——つまり食事法です。

しかし実際のところ、日本の多くの医者が、腸にかんする正しい健康法を知りません。診断はできても、具体的にどうしたら治るのかを知らずにいるのです。

そのため、**「なるべく食物繊維をとり、脂っこいものをさけてください」**というような、あいまいな指導を長年続けてきました。けれども、**こうしたアドバイスに科学的根拠があるわけでもなく、効果もほとんどありませんでした。**

しかも医師の大半が、お腹の不調は心理的なものが原因であるといまだに信じていて、食事法を軽視しがちです。また、しっかりとした臨床研究を経て、効果がきちんと証明された食事法も、これまで日本にはなかったのです。

多くの健康法は、間違っている!?

たくさんの「腸の健康法」にかんする本が出ているのにもかかわらず、いまだにお腹の調子がすぐれず、食事法について疑問や不信感をいだいている人が多いのはなぜでしょうか？

答えはシンプルです。**腸を整える健康法の多くが、実は「間違っている」から**です。

さらに言えば、その間違った健康法を導入したために、あなたの腸の調子はかえって悪化し、腸そのものが傷ついてしまっているかもしれません。

というのも、**これまで正しいと信じられてきた腸の健康法は、ときに正しい方法と真逆である場合がある**からです。

異常はないのにお腹が不調——急増する過敏性腸症候群

エリートに多い病気「過敏性腸症候群」

世界中で、そして日本でも少なくとも10人に1人が苦しんでいる病気がありま す。

「過敏性腸症候群」（IBS）という腸の病気で、社会的に地位が高かったり、高収入だったり、高学歴の都会暮らしの人たちに多いと言われている疾患です。

この病気は、実は地球規模の健康問題となっていて、アジア全体では全人口の9・6パーセントを占め、日本人でも14パーセントの人々が悩んでいると言われます。

症状は、お腹のゴロゴロ、張り、痛み、下痢《げり》、または便秘……など、お馴染《なじ》みのもの。ですが、大腸内視鏡などの検査を行ってみると、目に見える異常がありません。

それでも、下痢、腹痛、お腹の張りなどの症状に悩まされる——これが過敏性腸症候群です。

消化器科を受診する31パーセントがこの過敏性腸症候群の患者さんとも言われるほど、近年ではこの症状に悩む人が急増しています。

もし、あなたもお腹の調子が長い間良くならないのなら、この病気を疑ってみる必要があるかもしれません。

左ページの3つの条件にあてはまるようでしたら、あなたも過敏性腸症候群の可能性があるでしょう。

この過敏性腸症候群は、おもにストレスや幼少期のトラウマなどに原因があると考えられてきました。なぜなら、感受性が強くストレスを受けやすい10〜30代などの若い人に多く、入学・入社・異動の時期に、とくに発症しやすいのが特徴とされていたからです。

過敏性腸症候群の診断基準
〔Rome Ⅲ（2016年RomeⅣ発表）〕

過去3カ月間、月に3日以上、
腹痛やおなかの不快感が繰り返し起こり、

1. 排便するとおなかの痛みや不快な症状がやわらぐ
2. おなかが痛いとき、便（便秘、下痢）の回数が増減する
3. おなかが痛かったり不快なとき、便の形（外観）が硬くなったり、水のようになる。

この3つのうち
2つ以上当てはまるなら

過敏性腸症候群の疑いあり！

腸そのものに問題がないか検査をすることも大切

この条件に当てはまる場合、過敏性腸症候群の可能性があります。ただし、大腸がんなどの病気の場合でもおなじような症状があるので注意しましょう。自己判断せず、医療機関で検査を受け、腸そのものに異常がないかどうか確認してから低FODMAP食事法を試した方が安心です。

また、とくに都市部に住む人に多く、世界的な都市化の波によるストレスやPM2・5などの環境汚染物質が、腸の炎症を悪化させるためだとも考えられています。

お腹の不調はストレスだけが原因ではない

しかし、ストレスだけが原因だという説には、疑いが出てきました。

「お腹がなんとなく痛いのは、たぶんストレスですね」などと、お医者さんから言われたことはありませんか？ 検査をたくさんしてみても、異常はない。だから原因はストレスや心的なもので、気にしなければなんてことないですよ……と。

もちろん、ストレスがお腹の不調につながることもありますが、いつも精神的なことが原因だというのでは、納得がいきませんよね。

これから、その本当の原因をお話ししていきます。ある種の食べものたちが、あなたの腸に悪さをしているのです。

「腸内細菌健康法」の知られざる落とし穴

腸内細菌そのものは悪くない

「腸内細菌を増やして腸を元気にしよう！」という謳《うた》い文句は、街中でもよく見かけます。

ざっくり言えば、腸内細菌の種類を増やせば腸の活動が活発になって免疫力が上がり腸が健康になるから、食物繊維やヨーグルト、発酵食品などをできるだけたくさんの種類食べようというのが、その主旨です。

腸内細菌そのものは、健康な腸のなかでは、種類が多様であればあるほどたしかに良い働きをします。

最近でも腸内細菌の新たな働きが発見され、腸内細菌は大腸をただキレイにするだけではなく、腸の粘膜の健康維持に欠かすことのできない代謝産物（短鎖脂肪酸）を作っていることもわかってきました。

その代表的な代謝産物が**「乳酸《にゅうさん》」「酪酸《らくさん》」「酢酸《さくさん》」「プロピオン酸」**の4つです。

・乳酸……腸の粘膜細胞のエネルギー源となって、腸の細胞が増えるのを助ける。

・酪酸……腸の粘膜細胞のエネルギー源となるだけではなく、遺伝子発現にも影響し、炎症反応の調整に重要な働きをしたり、免疫細胞が成長するのを助け、免疫力を強くする。

・酢酸……代表的な短鎖《たんさ》脂肪酸（酪酸、酢酸など）のひとつで、腸の細胞を増やしたり、腸の細胞のバリア機能を高めることで、感染症を予防する。

・プロピオン酸……食欲のコントロールをつかさどり、体重の増加を抑え、内臓脂肪量を低下させ、脂肪肝を改善させるほか、インスリンの感受性を維持し、悪玉のコレステロールを低下させる効果がある。

と、少々専門的ですが、つまりは、**腸内細菌はただ腸のなかで生きているのではなく、こうしたさまざまな代謝産物を作り、それらが血液中に循環することで、私たちのからだ全体に大きな影響を与えています。**

ですから、腸内細菌を増やす健康法が、すべて間違っているというわけではありません。

誰にでも効果があるわけではない「腸内細菌健康法」

重要なのは、**食事法の作用は、その人がもともと持っている腸内細菌の種類によって、効果が大幅に違ってくる、**ということ。

腸にもともと不調のない人にとっては、一般的な腸内細菌健康法は効果的です。

しかし肝心の、過敏性腸症候群を含む腸の不調の症状で悩んでいる人たちの腸内細菌を調べてみると、意外なことが判明してきました。

下痢や腹痛などの症状が強く、腸の不調が重症な人ほど、先ほどお話しした腸内細菌が作る代謝産物が過剰になっていることがわかったのです。

つまり、お腹の調子が悪い人は、もともと前述の代謝産物を過剰に作る腸内細菌が多いことがわかっています。

本来、**腸内細菌が腸内で生み出す乳酸や酢酸などの代謝産物は、適量であれば腸の健康に良い影響を及ぼします。しかし、過剰になれば、大腸内が酸性になって、下痢や腹痛などの症状を悪化させてしまうのです。**過敏性腸症候群の人の腸内では乳酸を作る「ラクトバチラス」という細菌と酢酸とプロピオン酸を作る「ヴァイヨネラ」という細菌が多いことが判明しています。

そんなわけで、一般的に「腸に良い」という食品を食べるほど、逆に調子が悪くなってしまうという悪循環におちいります。

「トクホ」でかえって腸の調子が悪くなる

お腹の調子がいつも良くない人は、食事にもかなり気を使っていることが多いのですが、残念ながら、「一般的に腸に良い食事」をしても、症状は悪くなるばかりです。

たとえば、トクホ（特定保健食品）にも認定されているオリゴ糖。**このオリゴ糖は、腸に腹痛や下痢や便秘などの症状がない人には、腸内細菌を増やして効果的に働きます。しかし過敏性腸症候群に代表されるようなお腹の不調がある人にとっては、かえって症状を悪化させてしまうのです。**

ヨーグルトなどの乳製品や小麦をはじめとする食物繊維が多い食品も、腸に不調がある人には、実はＮＧ。

「からだに良い」とされているものが、すべての人に良いわけではありません。また、良いものでも過剰になれば、悪さをするということです。

お腹の調子が悪い人は、大腸の酸度が高い

では、なぜ、過敏性腸症候群の人で代謝産物が過剰になってしまうのでしょうか？

最近、これまで内視鏡では観察できなかった小腸の内部が、「カプセル内視鏡」

というもので見られるようになりました。

このカプセル内視鏡を使って、過敏性腸症候群の患者さんの小腸や大腸の腸液の性質を調べたところ、あることが判明しました。

過敏性腸症候群の患者さんの腸は、健康な人とくらべて大腸のなかの酸度が高かったのです。そして、大腸の酸度が高い人ほど、大腸の動きが麻痺《まひ》し、そのためにお腹のなかでガスが動かなくなり、お腹が張ったり腹痛が起きてしまうことがわかりました。

つまり、**食物繊維やオリゴ糖の多い食品を食べると、お腹に不調のある人の腸のなかでは、腸内細菌が過度に働いて過剰な発酵が起こり、過剰な代謝産物（短鎖脂肪酸）が作られることで大腸内が酸性になって麻痺してしまうため、さらなるお腹の痛みが生じてしまう、**ということなのです。

では、一体どんな食事法が、「今、お腹の不調に困っている人」の腸の症状を改善してくれるのでしょうか？

その**切り札が、本書でご紹介する「低ＦＯＤＭＡＰ食」です。**

お腹の調子がいつも悪い人の救世主「低FODMAP食」

オーストラリア発の「真に腸を整える食事法」

この「低FODMAP食」は、科学的な根拠を持つ、世界ではじめての食事プログラムです。

私は消化器内科医として、この食事法を2012年から日本で導入してきました。

この食事法を実際に指導しはじめてからというもの、体調が著《いちじる》しく改善した患者さんたちを目《ま》の当たりにして、その効果を日々、実感しています。

実際のところ、現在欧米では、お腹に不調のある人がまず最初に選択すべき「科学的根拠をもった食事法」とされています。

オーストラリアのモナッシュ大学で発見され、米国ではハーバード大学、イエール大学、コロンビア大学、ペンシルベニア大学などそうそうたる一流大学からもこの食事法の有効性を示す論文が発表され、今や欧米の大学病院では当たり前のように実践されている食事法です。

世界的に権威の高い医学誌にもその有効性を証明する論文が掲載され、2013年には、世界各国から医学専門家が招集されるローマ財団でも、この食事法がもっとも安全かつ有効性の高い治療法として推奨されました。

ちなみに、単にお腹の調子がすぐれないという人以外にも、ガスの多さに悩んでいる人、大腸憩室《けいしつ》、炎症性腸疾患（潰瘍《かいよう》性大腸炎やクローン病）、セリアック病という重病に悩んでいる人、はたまた逆流性食道炎の人の治療にも応用されています。

つまり、この食事法の有効性は、科学的に疑いようがないということです。

食事でお腹の調子が良くなる！

低ＦＯＤＭＡＰ食は、欧米ではすでに公認のものとなっていますが、その科学的な根拠を、もう少しだけご紹介しておきましょう。

まず、本書で紹介する低ＦＯＤＭＡＰ食と、オーストラリアの一般的な家庭料理のお腹への効果の比較が左記の図です。

図❶　低FODMAP食ならびに典型的オーストラリア食摂取後の全般的消化器症状

過敏性腸症候群（A）では、低FODMAP食のほうが典型的オーストラリア食よりも後半1週間の平均消化器症状スコアが有意に低値（22.8 vs 44.9. $p<0.001$）を示した。健常者（B）においては、低FODMAPダイエットの平均消化器症状スコアは典型的オーストラリア食あるいは治療前の各自の常用食の平均スコアと有意な違いを認めなかった。

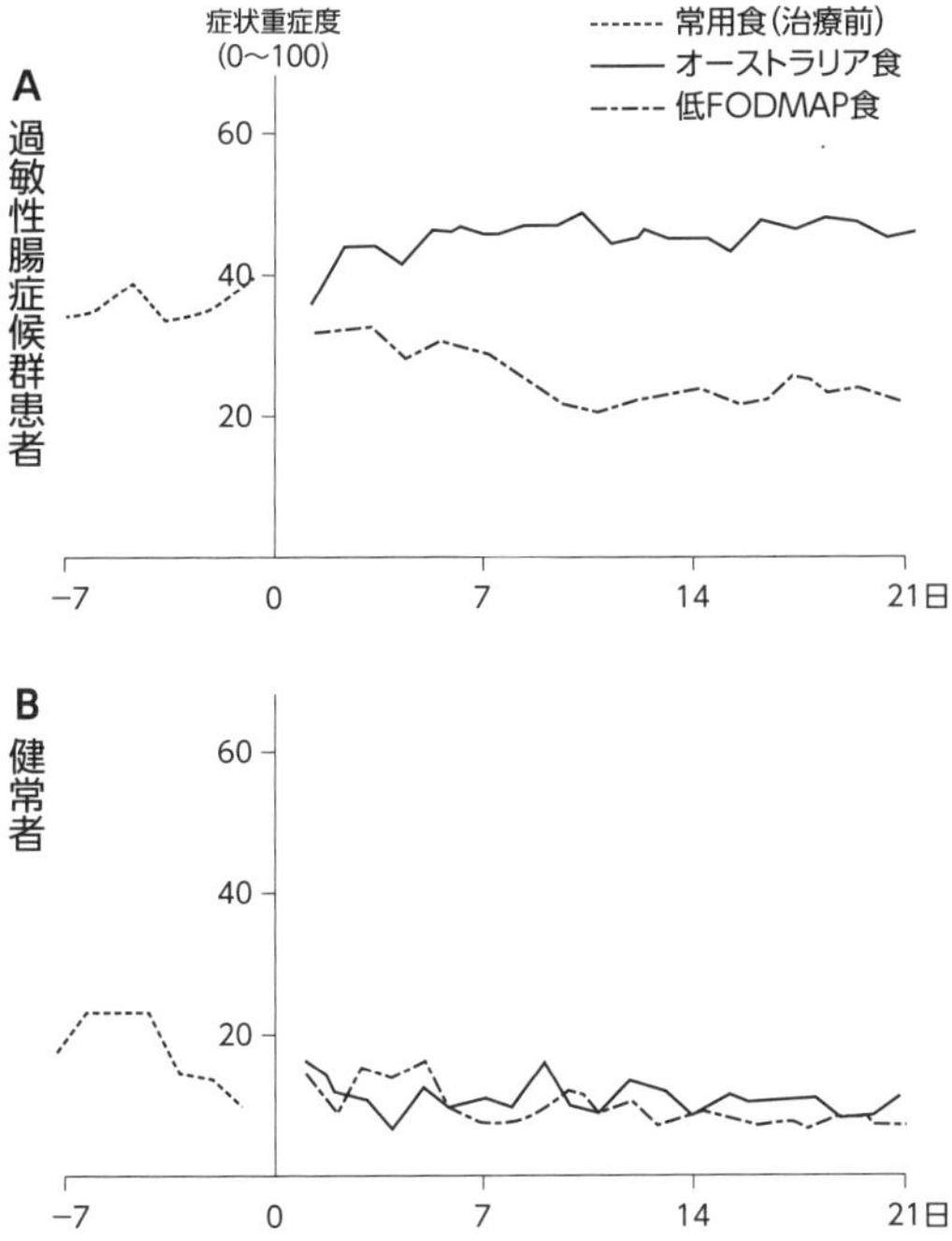

（Halmos EP *et al.*2014より引用）

前ページの図①を見てください。縦軸が、お腹のつらい症状のひどさを示しています。横軸は、食事を食べた日数を示しています。Aは過敏性腸症候群などお腹の不調で悩んでいる人たちのグラフです。

Aのグラフを見ると、家庭料理を食べていても（実線）、お腹の症状は横ばいです。つまり、症状はいっこうに良くならない、ということが示されています。

しかし、低FODMAP食を実践している人（点線）は、日に日にお腹のつらい症状のレベルが下がって、ラクになってきていることがわかります。

もともとお腹の調子が悪くない人たち（Bのグラフ）は、どちらの食事をしていても症状に変化がありません。

つまり、**この食事法は、お腹の調子が悪い人が行うとお腹の調子が改善し、ふだんからお腹の調子に問題のない人には、とくに何も作用しない、という理想的なもの**なのです。

腸が元気な人は病気にならない！

——腸を強化すると人生が好転する

疲れの原因は腸にあった！

お腹の調子が悪い人の多くは、疲れや倦怠感《けんたいかん》を訴えます。とくにお腹の調子がひどいときほど、「疲れていて何もしたくない……」という、軽いうつ病にも似たような症状に見舞われます。

なぜなら、腸の神経は直接脳につながっていて、腸が不快を感じると、脳も不快を察知するためです。それを、私たちは疲れや倦怠感として感じとるのです。

そのため、腸の症状を抑える食事に変えていくと、心身の疲労感にも効果的なことが多々あります。

これまで原因がわからないと思っていた疲れも、食事を変えていくことで、解消できるのです。

病気には共通の「根」がある

人間の健康は「樹木」にたとえることができます。

病気や症状は「葉」の部分です。

現代の医療では、たとえば心筋梗塞《こうそく》であれば循環器内科を受診し、胃がんや大腸がんが見つかれば消化器内科を受診し、脳梗塞があれば神経内科、糖尿病があれば内分泌代謝科を受診する必要があります。

仮に3つの診療科を受診し、それぞれから2種類の薬が出れば、ぜんぶで6種類の薬を飲まなければならないということになります。

しかし、**このような臓器ごとの「縦割り」医療で行われているのは、「血圧が高い」「血糖が高い」「腹痛がある」などの症状を薬で抑えるという、あくまで対症療法にすぎません。**

つまり、根本的にからだを治す医療ではないのです。

本質的なところを見れば、高血圧、糖尿病、がん、脳梗塞などの病気には共通の「幹」があり、地面の下には見えない共通の「根」があります。

つまり、**食事が間違っていたり、運動が不十分だったり、生活習慣が良くなかったり、生きがいを失っていたりという、「根」がある**のです。

病気とは、単にこれらの悪いものが表層に表れたもので、いわば「葉」にすぎません。

ですから、本当に健康になるには、病気になった「葉」ばかりを診ても意味がなく、「根」の部分を治す必要があるということです。

腸が元気になれば、病気と無縁に！

腸という臓器は、私たち人間のこの「根」の部分に、実はもっとも関係している臓器です。

私たちのからだは、文字通り食べたものから作られています。だから、いっしょうけんめいからだに良いものを食べるわけですが、いくら良いものを食べたところで、腸が正常な働きをしてくれなければ、元も子もありません。

食べたものがからだの栄養になるためには、腸がまず元気でなければ意味がないのです。

お腹の不調が消え、腸が本来の働きを取り戻せば、私たちは病気と無縁になれます。

食事を見直して腸が元気になると、病気の元となる「根」も元気になります。腸が整うと、人生が変わるのです。

大げさなようですが、朝起きたときつねに爽快で、お腹に何の不調もないというのは、小さなことのようで、実はとても大きな変化です。

低ＦＯＤＭＡＰ食を取り入れれば、あなたの腸は確実に正常な働きを取り戻していけます。

ぜひ、低ＦＯＤＭＡＰ食を取り入れて、不調のない快適な人生を手に入れてください。

第1章

お腹の調子の悪さは「糖質」が原因だった！

「腸に良い」食べものは要注意！

あなたの腸を脅《おびや》かす「4人の敵」

私たちの腸には、「4人の敵」がいます。

この4人には二面性があって、腸の調子の良い人には「いい顔」をして役に立ちますが、腸の調子の悪い人には、「弱い者いじめ」をするかのように振る舞います。

また、これらの「敵」を食べると、人によっては怠《だる》さやひどい疲労感に襲われます。原因のわからない腹痛や疲労感は、実はこの「4人の敵」のせいなのです。

こうした原因不明の腹痛が原因で、約10人に1人の日本人が、職場や学校を休んだりしています。ですから、毎日快適に過ごすためにまず大切なのは、この「4人の敵」と距離をとり、疎遠になることなのです。

FODMAP《フォドマップ》の意味

FODMAPは、炭水化物に含まれる、過敏性腸症候群などのおなかの不調を引き起こすと考えられている「特定の糖質」の総称。これらの糖質を含む食品をとると、腸の運動が過敏になり、ガスが増える。

F Fermentable（発酵性のある糖質）

O Oligosaccharides（オリゴ糖）

・ガラクトオリゴ糖（GOS）（ガラクトースの重合体）…レンズ豆、ひよこ豆などの豆類に含まれる。

・フルクタン（フルクトースの重合体）…小麦やタマネギなどに含まれる。

D Disaccharides（二糖類）

・二糖類に含まれる乳糖（ラクトース）…高乳糖食（牛乳、ヨーグルト）に含まれる。

M Monosaccharides（単糖類）

・フルクトース…果糖、果実、ハチミツなどに含まれる糖の一種。

And

P Polyols（ポリホール）

・ポリオール（ソルビトール、キシリトールなど）…マッシュルームやカリフラワー、くだもの類に含まれる。

では、この「4人の敵」とはいったい何でしょうか?

毎日軽い腹痛や下痢、便秘などに悩まされている人が多くいらっしゃいますが、こうした頑固な症状の原因が、近年になってだいぶはっきりしてきました。**お腹を不調にするおもな原因は、食べものに含まれる「4つの糖質」だったのです。これこそが「4人の敵」であり、総称して「FODMAP(フォドマップ)」と呼ばれます。**

FODMAPとは、「発酵性(F)のある糖質」、つまり「オリゴ糖類(O)」「二糖類(D)」「単糖類(M)」「ポリオール類(P)」の4種類の糖質の頭文字を並べて「and」でつないだものです。

この4つの糖類を多く含む食事を「高FODMAP食」、含まない食事を「低FODMAP食」と呼びます。

腸が弱っている人には「腸に良い食べもの」も逆効果

気をつけなくてはいけないのは、**この4つの糖質「FODMAP」は、一般的に**

は「腸に良い食べもの」として知られていて、医者からも積極的に摂取するようにとアドバイスされることが多いことです。

序章でもお話ししたように、みなさんも「腸内細菌を整えて健康になる」というたぐいの本や記事、テレビなどをご覧になったことがあると思います。

腸の調子を整えるために、オリゴ糖や、ゴボウ、豆、アスパラガスなどの食物繊維、また納豆、キムチなどの発酵食品をたくさんとるように……というのが、これまでの「腸の常識」でした。

しかし、その常識は残念ながら間違っています。**ヨーグルトやオリゴ糖、発酵食品は、誰の腸にも良く働いてくれるわけではない**のです。

こうした食品は、腸が元気で不快な症状のない人には効果的ですが、お腹の調子が悪い人や過敏性腸症候群の人にとっては、改善につながりません。

むしろ、ガスや腹満、便秘や下痢など、お腹のつらい症状を逆に悪化させてしまうのです。

実はシンプル！「お腹に不調が起こるメカニズム」

最大の問題は「小腸で吸収できない」こと

一般的には「腸に良い」とされている食品が、どうしてお腹の不調の原因になってしまうのでしょうか？

その理由は、前項でお話しした4つの糖質（FODMAP）が、どうからだに影響して、腸のなかでどのように消化されていくかを辿《たど》っていくと、はっきりとおわかりいただけるはずです。

私たちが食べたものは、**〈口→食道→胃→十二指腸→小腸→大腸〉**という順番で、からだのなかに取り込まれていきます。

図②　人間の消化器と臓器の役割

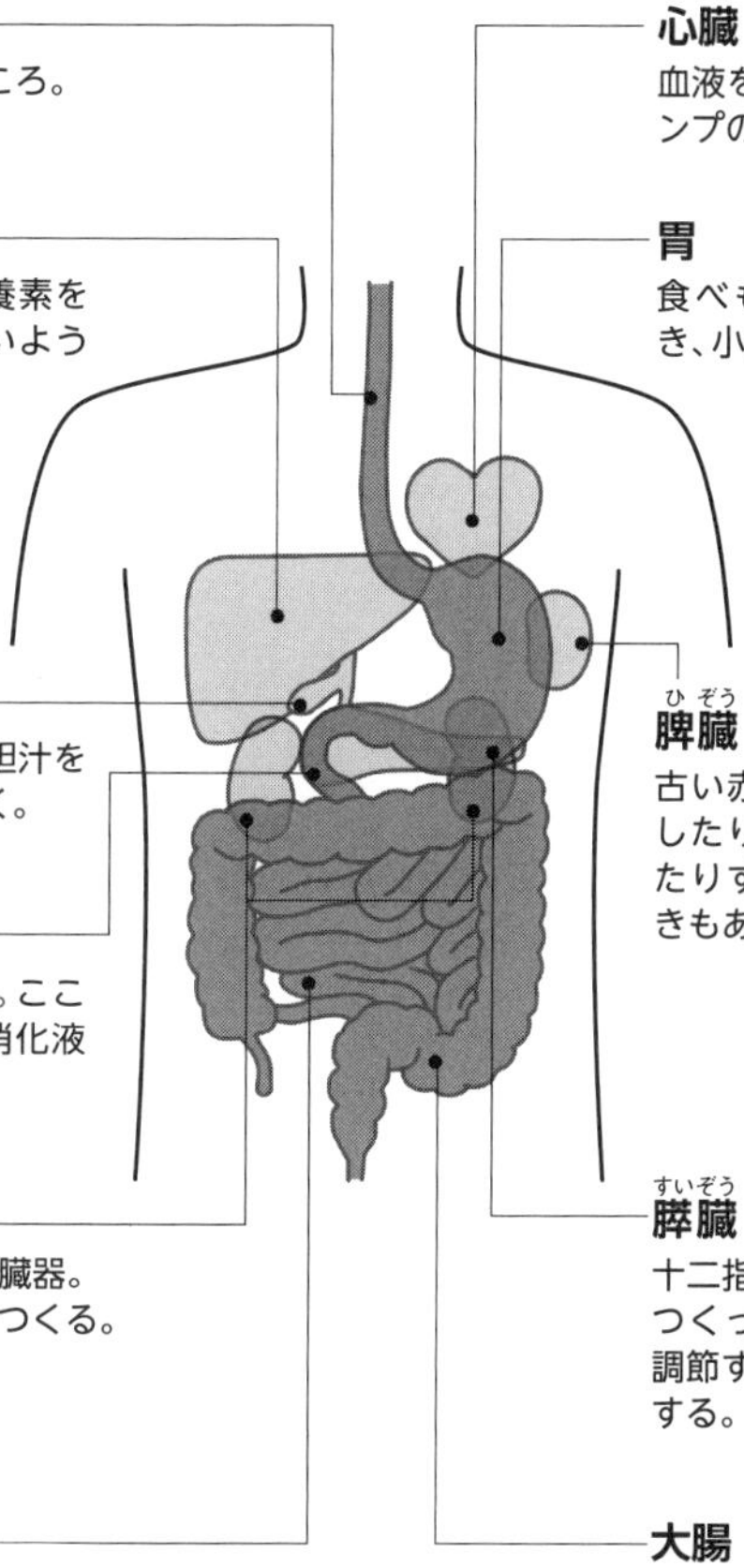
食道
食べものが通るところ。
血液を全身に送り出すポンプの役割を果たす。
肝臓
胆汁をつくる。栄養素をため、吸収しやすいように変化させる。
食べものを細かくくだき、小腸へと送り込む。
胆嚢《たんのう》
肝臓でつくられた胆汁を一時的にためておく。
古い赤血球を壊し、除去したり、血小板を貯蔵したりする。免疫機能の働きもある。
十二指腸
小腸の上にあたる。ここに肝臓、膵臓から消化液が流れ込む。
腎臓《じんぞう》
背中側にある2つの臓器。血液をろ過し、尿をつくる。
十二指腸に送る消化液をつくったり、糖分の量を調節するホルモンを生産する。
小腸
空腸、回腸からなる。消化された食べものをさらに分解し、栄養素を吸収。
盲腸、結腸、直腸からなる。小腸から送られた食べもののカスから、さらに水分やビタミンを吸収。最終的に便を作る。

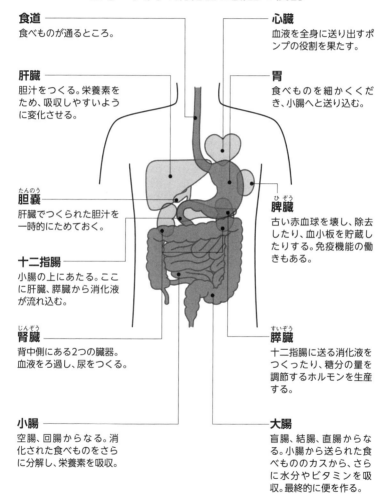

問題は、小腸に食べものが運ばれたところで生じます。

小腸には、大きく分けて2種類の糖質が存在します。

ひとつは、**「腸の負担にならない糖質」**で、**非常に吸収されやすい糖質**です。

もうひとつは、**「腸の負担になる糖質」で、この糖質がお腹の不調を引き起こします。なぜなら、非常に吸収されにくい糖質だからです。**

前者の「腸の負担にならない糖質」はとても吸収しやすいため、小腸の粘膜にあるポンプからどんどん吸収され、小腸から姿を消していきます。

しかし、問題の「腸の負担になる糖質」は、小腸での吸収が非常に悪いため、なかなか腸のなかに入っていきません。

ですから、後者のタイプの糖質を含んだ食べものを食べすぎると吸収し切れず、小腸のなかで「腸の負担になる糖質」の濃度がどんどん濃くなってしまうのです。

小腸が吸収できないこの「腸の負担になる糖質」こそが、実は前項でお話しした4つの糖質＝「FODMAP」なのです。

小腸が水浸《みずびた》しになってしまう

人間のからだにはもともと、「濃いものを薄めようとする」性質が備わっています。

ですから、**小腸のなかで吸収できない糖質（FODMAP）の濃度が濃くなりすぎると、その濃度を薄めようとして、からだは小腸に大量の水分を引き込んできます。**

その結果、小腸は水でいっぱいになって、いわば「水浸し」の状態になってしまうのです。

水浸しになった小腸は正常とは違う状況に刺激を受けて、運動が過剰になります。

こうして**小腸が水浸しの状態になっていると、私たちはお腹がゴロゴロしておかしいという不快感や、痛いという症状として感じる**のです。

当然ながら、水が増えるので、下痢《げり》にもなります。多すぎる水分を押し流そうとして、小腸が活動の速度を速めるので、下痢を引き起こしてしまうのです。
また、水が腸に大量に溜まるので、お腹がパンパンで苦しいこともあるでしょう。

このように、「腸の負担になる糖質」を含む食事は、小腸の働きを非常に乱します。

現代人の食事はとくにこの「腸に負担になる糖質」（FODMAP）が多く、小腸で吸収されにくい傾向が強くなっています。

ですから、**お腹の不調を取り除くには、まず吸収できない4つの糖質を減らして、小腸への負担を少なくしていくことが先決**なのです。

大腸がガスでいっぱいに!?

さらに良くないことに、小腸で吸収できなかったこの糖質たちは、大腸にも悪影響を及ぼします。

通常、お腹が正常な働きをしている人の大腸には、ほとんど栄養分が残っていません。小腸でほぼすべての栄養分が吸収されてしまうので、大腸に達するころには「しぼりかす」のような状態になっているからです。

このしぼりかすこそが、正常な便の状態です。そのため、お腹が快調な人の便は、軽くて臭《にお》いも少なく、スッキリと出ます。

しかし、**例の４つの糖質が小腸で吸収されずに大腸まで届いてしまうと、大腸の富栄養化が起こります。**

本来必要のない過剰な栄養がやってくるわけですから、大腸は大騒ぎになります。

なぜなら、大腸にいる大量の腸内細菌が、この栄養素を食べまくってしまうから。その結果、**大腸内で異常な発酵が生じてしまう**のです。

さらに、この発酵にともなって過剰に発生してしまうのが、**ガス。**

大腸のなかで水素や二酸化炭素、メタンなどのガスが、フツフツと大量に湧《わ》いてしまうというわけです。

FODMAPを食べるとお腹が痛くなるワケ

そもそもFODMAPは消化できない!?

では、お腹に悪さをしてしまうFODMAP（フォドマップ）の特徴について、ここで簡単に説明しておきましょう。

・**「オリゴ糖」（O）**

ガラクトオリゴ糖と**フルクタン**の2種があり、ガラクトオリゴ糖はレンズ豆やひよこ豆などの豆類に含まれ、フルクタンは小麦やタマネギなどに含まれています。

・**「二糖類」（D）**

乳糖（ラクトース）が代表的で、牛乳やヨーグルトなどの高乳糖食に含まれています。

・**「単糖類」（M）**

フルクトース（果糖）に代表される糖類で、果物、ハチミツなどに含まれています。

・**「ポリオール類」（P）**

ソルビトールや**キシリトール**などに代表される糖類で、マッシュルームやカリフラワーなどに含まれています。

このＦＯＤＭＡＰに総称される４つの糖質の特徴は、発酵性（Ｆ）で、小腸での吸収がとても困難だということ。なかには、まったく吸収できない人もいます。

FODMAPを吸収する力には、個人差があるのです。

発酵性オリゴ糖（O）にかんして言えば、実は私たちの誰もが消化できません。つまり人間は、そもそもオリゴ糖を分解する酵素を持っていないのです。

同じように、日本人の7割以上は、成人になると乳糖（ラクトース）を分解する酵素ラクターゼを失い、乳糖不耐症の状態――つまり牛乳やヨーグルトに含まれる乳糖を消化できないからだになります。

果糖（フルクトース）も吸収が非常にむずかしく、ゆっくりです。果糖不耐症といって、やはりもともと消化酵素を持っていない人もかなりいます。

ポリオール（P）は、小腸の内膜を通過しにくい形をしていて、とくにガムのなかに含まれるキシリトールなどのポリオールは分子量がとても大きいので、完全に消化できる人はほぼいないでしょう。

オリゴ糖やヨーグルトで便が出る、は勘違い

とは言え、オリゴ糖などはいわゆる「特定保健用食品（トクホ）」にもなってい

て、実際、摂取することで便秘が改善したという方もいらっしゃるでしょう。

ずっと出なかった便がたくさん出たから効果があったはず、と信じている方もいるかもしれません。

しかし、それは、**「効果」ではなく、「副作用」とも呼べる現象**です。

どういうことかをお話ししましょう。

前ページでお話ししたように、もともと私たち人間は、発酵性オリゴ糖を分解する酵素を持ち合わせていません。ですからオリゴ糖を食べても小腸では吸収できず、小腸内でその濃度が急激に高まります。

人間のからだは濃いものを薄めようとする性質を持っていますから、腸内のオリゴ糖の濃度を薄めようとして水分を血管内から小腸に大量に送り込み、その結果、水浸しになった腸は下痢を起こします。

つまり、**発酵性オリゴ糖やヨーグルトで便秘が解消したというのは、実はお腹の調子が治ったのではなく、「下痢」というもうひとつ別の副作用が起こったということ**なのです。

もともとお腹の調子が悪くない人はそれでいいでしょう。たしかに便が出てうれしいかもしれません。しかし、もともとお腹の調子が悪い人では、実は腸のなかは大荒れになり、根本的な解決にはならず、むしろ逆効果となるのです。

ヨーグルトや牛乳のなかの乳糖も同じです。**ヨーグルトを食べたり、牛乳を飲んで便が出た、というのは、やはり効果ではなく、副作用と呼べるもの**です。

お腹の調子がもともと良い人にとっては、さほど大きな問題にならないかもしれませんが、**過敏性腸症候群のようなお腹の弱い人にとっては、さらに症状を悪化させてしまいます。**

「低FODMAP食」は、理想的な糖質制限！

糖質の食べ方をラクにコントロール

日頃から**お腹に不調がある人は、糖質の摂《と》り方をコントロールするだけで、弱ったお腹の調子がぐんと良くなります。**

その糖質制限を理想的なかたちで叶《かな》えてくれるのが、「低FODMAP食」です。

FODMAPとは、発酵性（F）の糖質である「オリゴ糖類（O）」「二糖類（D）」「単糖類（M）」「ポリオール類（P）」の4種類の糖質の頭文字を並べたものでしたね。

つまり、腸に悪影響を与えて、お腹の調子を崩す原因となっている4つの糖質を控える食事です。

高FODMAP食品を避けるだけでも効果アリ

実際、過敏性腸症候群など、ふだんからお腹の不調に苦しんでいる人たちがこの食事法を取り入れると、見違えるほど元気になります。

オーストラリアや米国などで推奨されている低FODMAP食事法は、まず3週間、FODMAPの高い食品をすべて避けます。

その後、食事日誌をつけながら徐々にFODMAPの高い食品の摂取をひとつずつ再開していき、その過程でお腹の調子を悪くしている原因食品を特定していくというものです（詳しくは第3章で説明します）。

厳密に実践するのはむずかしいかもしれませんが、**意識して高FODMAPの食品を減らすだけでも、症状が改善する**ことがわかっています。

また、必要な栄養素はすべて別のもので摂ることができるので安心してください。

コラム

「ライザップ」に通うとお腹も治る!?

炭水化物制限が効《き》く

短期間に減量を成功させた芸能人を起用したテレビCMで一世を風靡《ふうび》した「ライザップ」というジム、みなさんもご存じかと思います。

私のクリニックにもライザップに通う患者さんがいらっしゃいます。過敏性腸症候群の患者さんがほとんどですが、「ライザップに通っていたら、なぜかお腹の症状も治った」という方が多いのです。

これは、ライザップで指導されている「炭水化物制限ダイエット」という食事制限と関係があります。

炭水化物を制限すると、過敏性腸症候群などのお腹の不調の原因となっている4

つの糖質（FODMAP）も自《おの》ずと除去された食事になるために、お腹の調子の悪さが改善したということです。

実際、炭水化物を1日20グラムに制限すると、下痢で困っている下痢型の過敏性腸症候群の患者さんの症状が改善し、腹痛も治まっていくという論文もあります。

食物繊維は逆効果

ですから、お腹のつらい症状で悩んでいる人に、「食物繊維が豊富な炭水化物をとりましょう」というアドバイスはNG。かえって患者さんを苦しめる結果になってしまうのです。

ふだんお腹の不調がまったくない人と、常日ごろお腹のつらい症状で悩んでいる人では、食物繊維を含む炭水化物に対する考え方は真逆だということです。

ライザップが証明するように、お腹に不調がある人は、ふだんから炭水化物を控えると、お腹にも体型にも効果が出るでしょう。

あなたの腸を脅かすFODMAPの二面性

４つの糖質である「FODMAP」。それぞれの糖類が私たちの腸に与える影響について、ここでまとめておきましょう。

その１
人によって効果が真逆!?——発酵性オリゴ糖の特徴

腸内環境を整えてくれるはずなのに……

発酵性オリゴ糖（O）のなかでも避けておきたいのが、フルクタンと、ガラクトオリゴ糖。

フルクタンは、ふだんからよく口にするタマネギや小麦製品、ニンニクなどに含まれています。

またガラクトオリゴ糖は、ひよこ豆、レンズ豆などの豆類に多く含まれていますし、納豆も大腸内で発酵を進めてしまいます。

これらのオリゴ糖は、腸に問題がない人にとっては、善玉菌のエサとなって、腸の健康を保つための良い働きをしてくれます。たとえば、大腸にまで届いてビフィズス菌を増やし、腸内環境を整えてくれるのです。

しかし、この**発酵性オリゴ糖は小腸で吸収されにくいという特徴があるため、お腹の調子が悪い人にとっては、逆効果**になってしまいます。

小腸で吸収されずに大腸にまで達したオリゴ糖は、腸内細菌によって発酵し、ガスや酪酸、酢酸、プロピオン酸などの短《たん》鎖《さ》脂肪酸を作り出します。

この短鎖脂肪酸は、お腹の調子に問題がない人にとっては効果的に働くのですが、お腹の調子が悪い人にとっては、お腹の調子を崩す原因になってしまうのです。

近年では、腸内にこの短鎖脂肪酸の量が多すぎる人ほど、腹痛や下痢などの症状

図③　過敏性腸症候群患者における便中の短鎖脂肪酸の量による腹痛重症度の比較

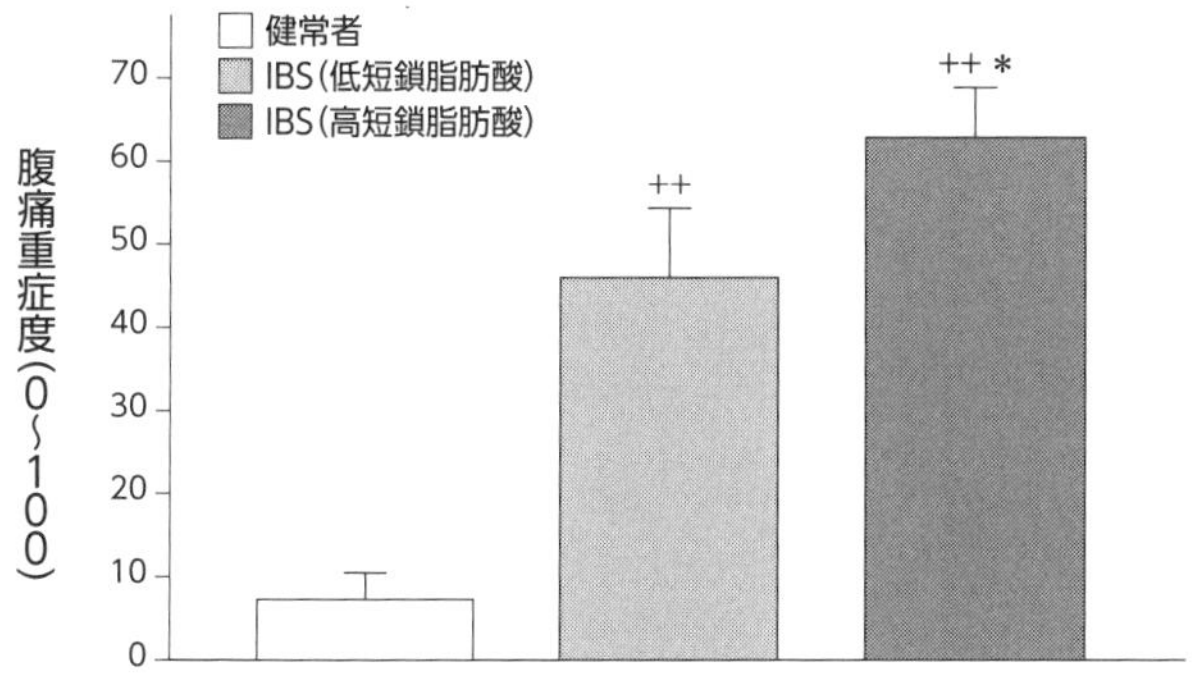

過敏性腸症候群患者を、高短鎖脂肪酸患者と低短鎖脂肪酸患者に分類し、健常者と腹痛の重症度を比較した。便中の短鎖脂肪酸の量が多い過敏性腸症候群患者のほうが、短鎖脂肪酸が低い患者よりも腹痛の程度が有意にひどかった。　（Tana C *et al.*2010より引用）

が強いことがわかってきました（図③）。

ですから、お腹の調子が良くない人にとって、発酵性オリゴ糖は避けるべき糖質なのです。

お腹の調子が悪い人の腸内細菌は、調子が良い人の腸内細菌と違い、「ヴァイヨネラ」や「ラクトバチラス」という短鎖脂肪酸を過剰に作り出す腸内細菌が多いのです。

その2

日本人には分解がむずかしい!?——乳糖の特徴

抗メタボ効果あり!?

乳糖（ラクトース）は、二糖類（D）の代表。一般的には「腸を整える」と言われるヨーグルトや牛乳などの乳製品に含まれています。

乳製品をとると太りやすいのではないかというイメージがありますが、実は最近の研究で、「太っている人ほど乳製品の摂取量が少ない」ということがわかってきました。

イメージとは逆で、適正な体重を叶《かな》えるためには、ある程度の乳製品を食べたほうがよいということです。実際、脂肪の割合が高い高脂肪食に乳糖を加えると、内臓脂肪の上昇が抑えられることがわかっています。

つまり**乳製品の乳糖には、内臓脂肪を減らす抗肥満作用がある**ということです。

とくに女性に効果的で、牛乳を飲んでいる人のほうが、腹囲、血圧、中性脂肪、

ＨＤＬコレステロール値が、飲んでいない人よりも良い、という結果が出ています。

また、**もともと運動量の多い人や体重が適正である人が飲むと、血圧が下がる効果もあり、腸が元気な人にとっては、牛乳や乳製品はからだ全体の健康を後押ししてくれる食品**だと言えるかもしれません。

日本人には分解できない人が多い

しかし、残念なことに、お腹の調子が良くない人にとっては、下痢、ガスのもと、腹痛の原因になってしまうのが、この乳糖。

さらに、**日本人の多くが、牛乳や乳製品に含まれる乳糖を分解する酵素を、うまく働かせることができません。**なんと**7割の日本人が、乳糖を分解できない**のです。

このように乳糖をうまく分解できない人を「乳糖不耐症」と呼びますが、乳糖は分解されないと小腸で吸収不良を起こし、すぐに下痢という症状につながってしまいます。

ですから、一般的には腸の働きを良くして便秘に効果的と言われるヨーグルトや牛乳には要注意。

腸が元気な人には効果的ですが、腸が弱っている人や、もともと乳糖不耐症の人には、消化できない食品だからです。

絶対に食べてはダメというわけではありませんが、一度に食べる量を減らしましょう。食べすぎてしまうと、すぐに腸がゴロゴロして不調の原因になります。

その３ 食べすぎに要注意――果糖の特徴

果物にはかならず含まれている

果糖（フルクトース）は、単糖類（Ｍ）の代表です。果糖はすべての果物やハチミツ、コーンシロップなどに含まれています。ジュースにも、甘味料として添加されていることがよくあります。

また、通常の砂糖、ショ糖（スクロース）などテーブルシュガーの成分のひとつであり、野菜の一部や穀物などにも含まれます。

そんなわけで、私たちは日々この果糖を食べているわけですが、実は、71ページでお話しした「乳糖不耐症」と同じように、**「果糖不耐症」といって、果糖を消化できない人がかなりの割合でいらっしゃいます。**

腸内でうまく吸収できないために、腸の膨張を引き起こし、お腹のゴロゴロや下痢という症状が出るのです。

果物は食べすぎに注意して

ただし、この果物に多く含まれる果糖は、グルコース（ブドウ糖）と一緒であれば、問題なく吸収することができます。グルコースに便乗するかたちで、腸の内膜を通過できるからです。

そのため、食品のなかの果糖とグルコースのバランスがとれている限り、お腹に悪影響を及ぼすことはありません。

ほとんどの果物は、果糖とグルコースの双方を含んでいますから、そのバランス具合によって腸への影響が変わってきます。

つまり、グルコースよりも果糖が多い果物は、避けたほうがよいということです（詳しくは88ページ以降で説明します）。

また、果糖をいちどに大量に摂取すると、腸への負担が一気に増します。ですから1回に食べる量を制限することも大切です。

その４

お腹の不調の引き金に!?　――ポリオール類の特徴

シュガーフリーはうれしいけれど……

虫歯菌のエサになりづらい甘味料として、ガムなどによく使われているのがこのポリオール類（Ｐ）。

ソルビトールやキシリトールなど「〜オール」と呼ばれるものに多く含まれていて、人工甘味料だと思われがちなのですが、実は果物や野菜にも含まれています。

キシリトール入りのガムなどにはよく、「食べ過ぎるとお腹がゆるくなることがあります」と書かれていますが、理由を簡単に説明しておきましょう。

ポリオール類はもともと、その大きさや性質上、小腸で吸収ができません。ざっくり言えば、大きすぎるのです。そのため、すぐに小腸が消化不良を起こして水分量が増え、大腸内で異常な発酵が起きてしまいます。そのせいで下痢や腹痛になるのです。

食べすぎるとすぐにお腹の不調を引き起こしますから、注意しましょう。

コラム

簡単解説！ そもそも「糖質」ってどんなもの？

糖質の生化学的な分類については、あまりくわしく知る必要はないかもしれません。でもやっぱり、しっかり知っておかないと気が済まない！ という人のために、ここでご説明しておきましょう。

もちろん、すぐに食事法を知りたい人は、この部分は読み飛ばしてもらってかまいません。

■単糖類と二糖類

糖類とは、「**単糖類**」と「**二糖類**」をまとめた呼び名です。

糖の最小単位であるブドウ糖や果糖などを「単糖」と呼び、これらをまとめて「単糖類」と呼びます。この「単糖」が2つくっついたショ糖や乳糖などを「二

図④　糖類

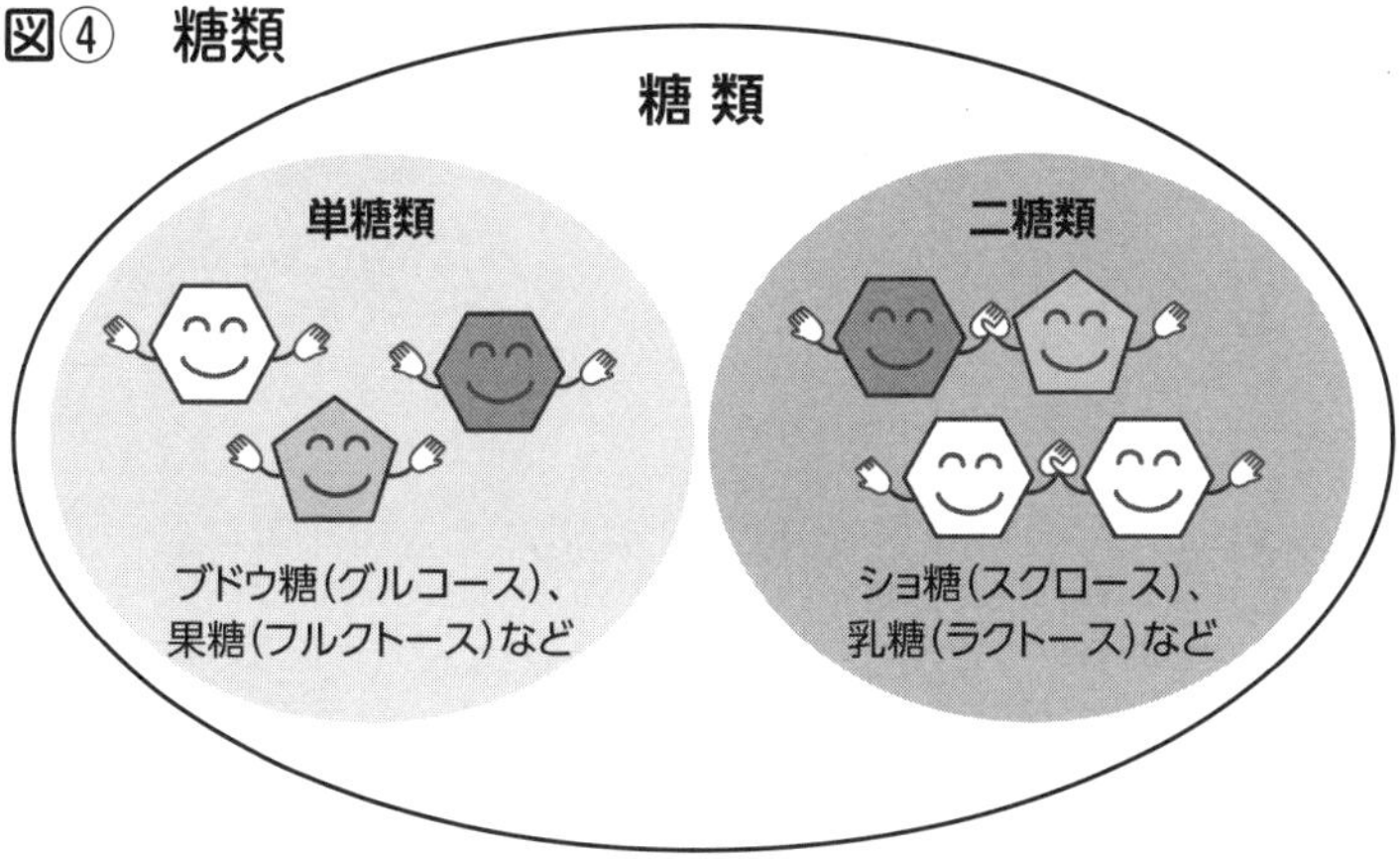

糖」と呼び、これらをまとめて「二糖類」と呼びます。

ですから、「糖類ゼロの食品」とは、「糖類（単糖類と二糖類の両方）を含まない食品」のことを言います。

■オリゴ糖は、単糖が3～10個つながった少糖類

前述したとおり、単糖が2個つながった糖を二糖類と呼びますが、これに対して、単糖が3～10個程つながった糖は、「**オリゴ糖**」と呼ばれます。

二糖類と区別するためです。オリゴ糖の語源はギリシア語の「oligo：少ない」と

図⑤　オリゴ糖

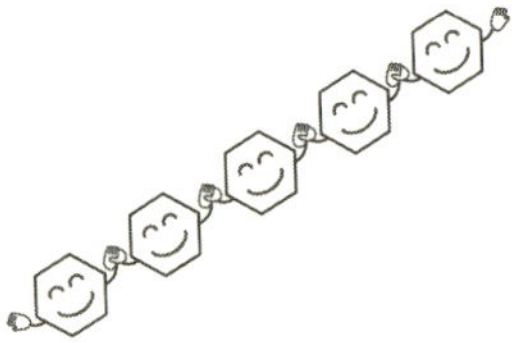

図⑥　多糖類

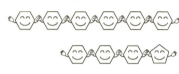

図⑦　ポリオール

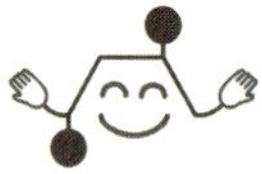

いう意味に由来し、少糖類と呼ばれることもあります。

オリゴ糖の多くは小腸で消化吸収されにくいため、砂糖よりもカロリーとしては低く計算されます。

また腸内のビフィズス菌の栄養源となるため、健康に役立つ効果もあるとして「トクホ（特定保健用食品）」の指定を受けて販売されているものもあります。

■多糖類は、単糖が多数つながった糖質

単糖が多数つながった糖は「**多糖**」と呼ばれます。

オリゴ糖は、単糖が3～10個程つながっ

図⑧　炭水化物

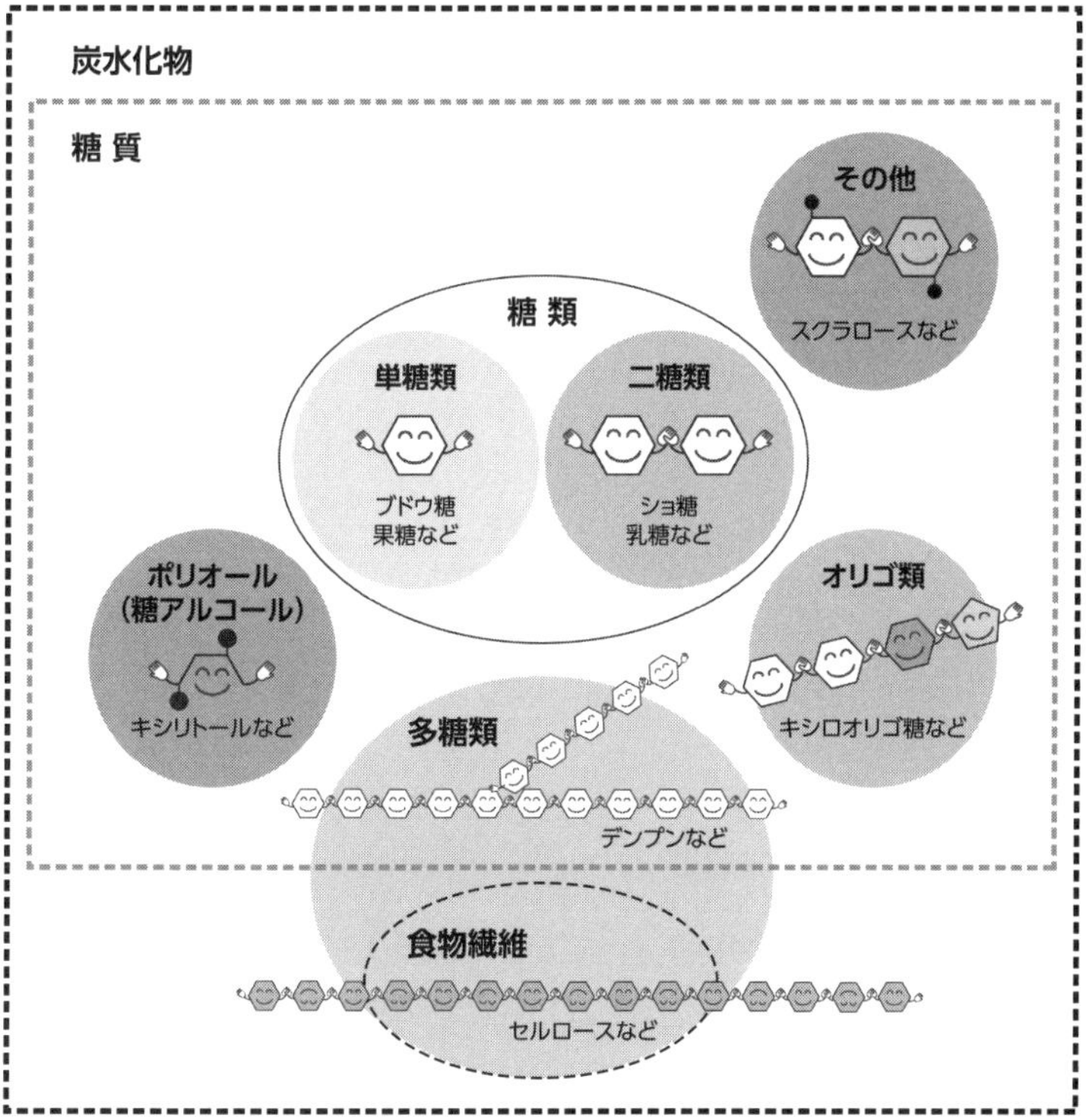
炭水化物
糖質
その他
スクラロースなど
糖類
単糖類
ブドウ糖
果糖など
二糖類
ショ糖
乳糖など
ポリオール
（糖アルコール）
キシリトールなど
オリゴ類
キシロオリゴ糖など
多糖類
デンプンなど
食物繊維
セルロースなど

たものでしたが、単糖が数百～数千個つながったものが、「多糖」です。

多糖類は非常に多くの単糖で構成され、単糖とは異なる性質があります。たとえばデンプンや、グルコマンナン、ヒアルロン酸なども多糖類です。

また、食物に含まれている多糖類のなかでも、人の消化酵素では消化できない成分が、「**食物繊維**」に分類されます。

■ポリオールは、糖質を還元して得られる甘味料

「**ポリオール**」とは「糖アルコール」と呼ばれるもので、糖の分子にアルコールの側鎖《そくさ》がくっついているものです。

その多くは、糖類を還元（水素を添加）して作られ、ガムに含まれるキシリトールなどがこれに含まれます。

おだやかな甘味が特徴で、体内で利用されにくいため、糖類よりもカロリーが低めです。また口内細菌の栄養源にならないので、虫歯になりにくいという性質があります。

■糖質とは 炭水化物から食物繊維を除いたもの

炭水化物のなかで、難消化性成分である「食物繊維」を除いたものを「糖質」と呼びます。

第2章

「低FODMAP食」食材編

お腹の不調が治る食べもの、悪化させる食べもの

お腹の大敵！タマネギとニンニクが過敏性症候群を引き起こす!?

お腹が不調な人は食べてはいけない！

4つの糖質FODMAPがどのようにお腹に悪さをしてしまうか、ここまでお話ししてきましたが、少量含む食品なら、食べても問題ないことがほとんどです。

ただし、**唯一の例外がタマネギとニンニク。**

この2つを含む食品は、**たとえ含有量が少量であっても、すべて避けるようにしましょう。**

なぜなら、**タマネギとニンニクは、過敏性腸症候群の症状を起こす最大のひきがねになる**からです。

タマネギそのものだけではなく、タマネギを含んだ加工品も避けてください。

ですからスープ、ポテトチップス、ソース、マリネなどを買うときは、つねにタマネギとニンニクが入っていないかどうかをチェックしましょう。

食品パッケージをよく読んで、**原材料欄に、「タマネギ、オニオンパウダー、エシャロット、ポロねぎ、ニンニク」が入っているものは避けます。**

スープにすると染み出すので要注意

もうひとつ注意したいのは、タマネギに含まれているオリゴ糖（フルクタン）は、水溶性だということです。

水で煮ると染み出して、ほかの食材にも浸透してしまいますから、タマネギを煮込んだスープ類も食べないようにしましょう。

ガーリックオイルは〇K

タマネギやニンニクなしでは、ちょっと料理の味がもの足りないという方におすすめなのが、ガーリックオイル。

この発酵性オリゴ糖（フルクタン）は水溶性なので、油には溶けません。そのため、**にんにくの薄切りをディープフライして香りのうつったオイルだけを使う分には、問題ない**のです。

ニンニクに含まれる高FODMAP成分ぬきに、安心してニンニクの香りを楽しめます。

お腹に安心の果物、危険な果物

万能の果物――バナナ、ブドウ、イチゴ

果物のほとんどに、お腹の調子を悪くしやすい果糖（フルクトース）が含まれているわけですが、同じ果物でも、お腹の調子を悪化させやすいものとそうでないものがあります。

なかでも、**もっとも安全なのが、バナナ、ブドウ、イチゴ**。

バナナ、ブドウ、イチゴには、オリゴ糖、乳糖（ラクトース）、果糖（フルクトース）、ポリオールのいずれも過剰には含まれていないからです。

つまり、腸をおびやかす「4人の敵」（FODMAP）が問題になるほど含まれていません。

ブドウについては、巨峰《きょほう》やピオーネのほか、甲斐路《かいじ》やデアウェアなどの赤ブドウ、ブラックマスカット、トンプソン、ラリーシードレスなど、どんな種類でも安全です。

大事な試験の前や、重要な商談やプレゼンの前に、なんとなくお腹が痛くなってしまう……というような症状のある人が食べても、まったく問題がありません。

小腹が空《す》いて食べるものに迷ったときは、ぜひバナナ、ブドウ、イチゴをおすすめします。通勤電車で下痢してしまう人も「朝バナナ」がおすすめです。

リンゴ、白桃は腸がゆるみやすい!?

反対に、**お腹の不調がある人にはおすすめできないのが、リンゴ**です。

リンゴはなんとなく健康にも良く、腸にもやさしいのではというイメージがありますが、**実は果物のなかではトップに入る代表的な高FODMAP食**。

つまり、お腹の調子が良くない人は、避けるべき食品ということです。

果糖（フルクトース）とポリオール（ソルビトール）がたっぷり含まれていてお腹

の症状を悪化させてしまうので、できるだけ控えるようにしましょう。

白桃もトロッとしてお腹に良さそうですが、オリゴ糖（フルクタン）とポリオール（ソルビトール）がたっぷり含まれていますので、できるだけ避けてください。

夏場にお腹が下りやすいのはスイカのせい!?

夏になると出回るスイカは、日本人にとっては文化のひとつとも言える食習慣かもしれません。ただ、お腹が弱い人にとっては、注意しなくてはならない果物のひとつ。**スイカには過剰なオリゴ糖（フルクタン）、果糖（フルクトース）、ポリオール（マンニトール）が含まれている**からです。

お腹の調子が悪い人が食べると、かならずと言っていいほど不調が起こります。できるだけ控えて、バナナやブドウなど、ほかの果物に替えてみてください。スイカを食べるととくにお腹が弱ると感じている人は、症状が軽減するはずです。

果物は食べる量に注意して

バナナ、ブドウ、イチゴのほかにもおすすめできる代表的な果物は次の通りです（その他の果物については140ページを参照してください）。どの果物を、どのくらい食べたら良いのか、ここであわせてご紹介しておきましょう。

・バナナ1本
・オレンジ1個
・キウイ1個
・みかん2個
・メロン、パイナップル一切れ
・オレンジジュース（ストレート果汁100パーセントのもの）1／3から1／2カップ（80～120ml）
・ベリー類やブドウ、小さめの一握り

果物の食べ方のポイントは、食べすぎないこと。安全な果物でも食べ過ぎると果糖が処理しきれなくなりお腹の不調を起こします。**一度に食べる量は、トータルで普通サイズのオレンジ1個程度にするとよい**でしょう。

1日に何度食べても大丈夫ですが、できるだけ2時間以上空《あ》けて食べてください。

欧米で人気急上昇！
お米は最高の低FODMAP食

小麦食品はできるだけ避けるのがベスト

発酵性オリゴ糖を多く含んでいる代表的な食品が、小麦製品とタマネギなどの野菜です。これらは、発酵性オリゴ糖のなかでもフルクタンという糖類を含んでいます。

60ページでもお話ししましたが、私たち人間にはもともと、フルクタンを消化する酵素がありません。つまり、誰も消化できないということです。

そのため、もしお腹の調子がすぐれないなら、できるだけフルクタンを食べないようにするのがベストです。

小麦を含むラーメン、パスタ、ピザ、お好み焼き、たこ焼きなども、お腹の不調に悩んでいる人にはおすすめできません。

低FODMAP食は、日本食に近い

もともと日本人はお米を主食としてきましたが、最近ではパンやパスタ、ピザなどもすっかりお馴染《なじ》みになり、日々の食卓に並ぶメニューになりました。

この本の序章で、日本人は胃腸が弱い民族だとお話ししましたが、お米や豆腐など腸の負担にならないものを主食とすることで、胃腸の弱さを補ってきたのです。

シンプルに言えば、**昔ながらの食生活のほうが日本人のからだには合っている**ということです。

低ＦＯＤＭＡＰ食はオーストラリア発祥ですが、その食品群をよく見ていくと、実は古来からの日本食にとても近いことがわかります。

納豆やスイカなど、多少の例外はありますが、昔ながらの日本食を取り入れることで、お腹の調子も快復に向かうはずです。

お腹の不調がある人でも安心

小麦、大麦、ライ麦が腸内でたくさんの水素（ガス）を発生させて過敏性腸症候群を悪化させるのに対し、**ガスの発生がもっとも少なく、腸の負担にならない穀物が、実はお米**です。

お米（白米、玄米）には、FODMAPが含まれていませんから、お腹の調子が良くない人が食べても症状が悪化することはありません。

ですから、おかゆを食べたり、間食にお餅《もち》を食べたりするのもおすすめです。

今、ニューヨークなどアメリカの都市では、1人あたりのお米の消費量が急上昇し、過去40年間で約3倍にまで膨らんでいます。それだけ、小麦製品にくらべて、お米の需要が伸びているのです。

お腹の調子が悪い人は、パン、パスタ、シリアルをできるだけやめて、米粉パンや米粉のパスタなど、お米中心の食事にしていくとよいでしょう。

選ぶなら、ぜったい蕎麦《そば》！

また、うどんは小麦製品ですから、同じ理由でおすすめできません。めん類を選ぶなら、蕎麦がいちばん安全です。

蕎麦はお米と同様、低FODMAP食の代表選手。お腹が弱い人でも安心して食べられます。

ただし、購入する際は、かならず原材料を確認してください。

というのも、「蕎麦」として売られている多くのものに、実は小麦が含まれているからです。

そうしたものは、原材料欄に「そば粉、小麦粉」と書かれています。できるだけ、「そば粉」だけの表記のもの（十割そば）を選びましょう。

うまく活用したい！　グルテンフリー食品

グルテンフリーはお腹にやさしい

それでもやっぱり、小麦食品が恋しくなることもあるでしょう。そんなときにおすすめなのが、**グルテンフリーの食品**です。

米国では、小麦に含まれるグルテンを食べると、腹痛、下痢《げり》、うつ病などを起こすセリアック病患者が多いため、グルテンを含まないグルテンフリー食がたくさん出回っています。日本でも近年、グルテンフリーという用語がだいぶ一般的になってきたように思います。

グルテンフリーの米粉製品は、発酵性オリゴ糖（フルクタン）のもととなる小麦が除去されていますから、お腹の弱い人でも安心して食べられます。

すべて安全なわけではない

とは言っても、**低FODMAP食とグルテンフリー食は、まったく別物**なので要注意。お腹の弱い人にとっては、グルテンフリーだからといってすべて食べて良いというわけではありません。

たしかに、グルテンフリー食品は小麦やライ麦、大麦などを含まないため、低FODMAP食と重なることもあります。

しかし、注意しなくてはならないのは、**グルテンフリー食品の中でもFODMAPを含んでいるものがある**ということです。

たとえば、リンゴや梨などの果物、豆類が加えられたグルテンフリー食です。

低FODMAP食とグルテンフリー食の違いで重要なのは、制限しているもの自体が違うということ。

低FODMAP食は、小麦のフルクタン（糖質）を制限したものです。

グルテンフリー食は、小麦のグルテン（たんぱく質）を完全に避けたものです。

多くの過敏性腸症候群の人がグルテンフリーの食事をすると症状が軽くなったと証言しています。

ただし、グルテンフリー食が過敏性腸症候群の症状を改善することはありますが、それは食事からグルテンを抜いたからではなく、発酵性オリゴ糖（フルクタン）を含む小麦を除去した結果です。

グルテンフリー食品を食べる場合は、ＦＯＤＭＡＰが混入していないか、かならずチェックするようにしましょう。

食物繊維が豊富な野菜は、実はNG!?

食物繊維は腸の負担に

たとえばアスパラガスは食物繊維が豊富で、お腹の不調がない人にとっては、とてもおすすめできる野菜です。

しかし、お腹の調子が良くない人にはおすすめできません。なぜなら、**アスパラガスは果糖（フルクトース）をたっぷり含んでいるから**です。

そもそも食物繊維とは、炭水化物から糖質をのぞいたものを指しますが、この食物繊維は、人間の小腸で消化することができません。

お腹に問題のない人にとっては、消化されずに大腸に達した水溶性食物繊維は腸内細菌のエサになり、腸内環境を整えるのに役立ってくれるのですが、お腹が弱い

人にとっては、大腸で異常発酵を起こし、過剰な短鎖《たんさ》脂肪酸を生じる原因になります。

短鎖脂肪酸（酪酸、酢酸など）は、ある程度までは心臓や血管の病気を抑える良い効果がありますが、酪酸などは過剰になるとパーキンソン病の症状を悪化させてしまうこともわかっています。食物繊維も、上限なく食べれば良い結果をもたらすという訳ではないのです。

避けたほうがよい野菜

お腹が弱い人は避けたほうがよい高ＦＯＤＭＡＰの野菜としては、**カリフラワー、セロリ、トウモロコシ、ニンニク、ニラネギ、さやえんどう（きぬさや）、マッシュルーム、しいたけ、タマネギ、サツマイモ**です。

もちろん絶対食べてはいけないというわけではありませんが、できるだけ量を減らし、ほかの野菜で代替するとよいと思います。

野菜ならキャベツがおすすめ

お腹が弱い人が食べるのにもっとも適している野菜が、**キャベツ**です。オリゴ糖、果糖、乳糖、ポリオールのどれも含まれていません。完全なる低FODMAP食なので、安心です。サラダなどで食べる紫キャベツ（レッドキャベツ）や、芽キャベツも問題ありません。

ただし、キャベツのなかで気をつけたいのが、サボイキャベツ。別名ちりめんキャベツとも言われ、葉がちりめん状に縮れたキャベツです。

ふだん口にすることはあまりないかもしれませんが、このちりめんキャベツにはオリゴ糖（フルクタン）が多く含まれているので、お腹の調子が良くない人は、避けたほうがよいでしょう。

ブロッコリーは茎を避けて

キャベツ以外にも、低FODMAPの野菜をご紹介しておきましょう。

ダイコン、タケノコ、もやし、ピーマン、ブロッコリー、トウガラシ、ニンジン、キュウリ、ケール、レタス、オクラ、パースニップ、ジャガイモ、ラディッシュ、トマト、ズッキーニ、カボチャ、ホウレンソウです。

これらの野菜には、お腹の弱い人の腸を乱す4つの敵であるFODMAPが含まれていません。ですから、安心して食べてください。

ただし、**ブロッコリーだけは、要注意**です。

よく見かけるモコッとした形のブロッコリーの花部分（頭の部分）にはFODMAPが含まれていませんが、**ブロッコリーの茎の部分には、果糖（フルクトース）が過剰に含まれます。**

ですからブロッコリーを食べるなら、できるだけ花の部分だけにしましょう。もし茎まで食べるなら、1食分では全体でカップ半分の量ほどに抑えておくのがおすすめです。

ただし、スティック状の茎ブロッコリーは逆で、頭のつぼみの部分に果糖が多く、茎の部分が少ないという特徴があります。普通のブロッコリーより、茎ブロッコリーのほうが高FODMAPです。茎ブロッコリーは、1食分では全体でカップ半分までがおすすめです。

お酒は「種類」と「飲み方」が決め手

お腹にやさしいお酒の飲み方

お酒はアルコールですから、そもそも腸の働きを過敏にさせ、お腹の不快な症状を引き起こす原因になりやすいもの。ですから、できるなら、飲まないにこしたことはありません。

でも、やっぱり少しは飲みたいという方のために、お腹の調子が良くない人がお酒を飲むときの注意点をお話ししておきましょう。

非常に重要になってくるのが、お酒の種類と飲み方です。

まず**お酒だけで飲むのではなく、かならず食事をしながら飲む**ようにしましょう。

食事をとりながらお酒を飲めば、アルコールの吸収がゆっくりになるからです。簡単なことですので、ぜひみなさんにやっていただきたいと思います。

一度に飲む量の目安としては、**男性は1日2杯**まで、**女性は1杯**まで。そして週のうち2日は、アルコールを1滴も飲まない日を作りましょう。

飲むなら「蒸留酒」にしよう

お酒を飲むときにもっとも大事なのは、**そのお酒にどれだけFODMAPが含まれているか**、ということ。

つまり簡単にいえば、種類が非常に重要だということです。

ちょっと意外かもしれませんが、**4つの糖質であるFODMAPが含まれていないお酒の代表が、ウイスキー**です。

オリゴ糖も、乳糖（ラクトース）も、果糖（フルクトース）も、ポリオールも過剰には含まれていません。

ウオッカ、ジン、テキーラ、ラムなどのスピリッツやウイスキー、ブランデー、

リキュールといった蒸留酒も、飲んでも問題ないでしょう。こうした蒸留酒は、原料に小麦やライ麦を使用していることがありますが、精製の過程でFODMAPが除去されているためです。

ただし、大量に飲んでしまえばアルコール過剰のせいで腸の負担になりやすいですから、飲みすぎには注意してください。

ビールやワインも大丈夫

そのほか、**お腹が弱い人でも飲めるアルコールは、ビール、ワイン（赤、白の甘くないもの）、シャンパンを含むスパークリングワイン、日本酒**です。

ただ、デザートワインやポートワインなどの甘いものは果糖が多いため、飲むなら辛口のワインにしましょう。

また、ビールのなかには小麦を原料としているものもありますが、精製の過程でFODMAPは少量しか残らないので問題になりません。

ただし、ビール（ラガー、エール）はすべてグルテンを含んでいますから、セリアック病の人は飲んではいけません。

いちばん避けるべきは「甘いお酒」

反対に、**おすすめできないのが、ラム酒**です。

ラム酒は非常に愛好家が多く、私も実はそのひとりです。ただ残念ながら、ラム酒はサトウキビから作られたお酒ですから、糖質のかたまりのようなもの。過剰な果糖（フルクトース）が含まれていますから、お腹の調子がすぐれない人にとっては避けた方がいいお酒の代表です。

また、桃やスイカ、リンゴなど、FODMAPを多く含んだ果物を使ったカクテル、リンゴや梨の果汁を使ったシードルはNGです。

くれぐれもお酒は食事をしながら、少量をゆっくり楽しむようにしましょう。

要注意！　調味料にも糖質がいっぱい!?

——お腹にやさしい調味料の選び方

ケチャップとマヨネーズ、どっちがＯＫ？

どちらも当たり前のように食卓に並ぶ調味料ですが、ＦＯＤＭＡＰという視点から見ると、マヨネーズとケチャップ、どちらがお腹にやさしいのでしょうか？

結論からいいますと、**お腹の不調の原因にならないのは、実はマヨネーズ**。カロリーが高いので、つい避けたほうが良いと思いがちですが、**マヨネーズは低ＦＯＤＭＡＰ食**なのです。

通常のマヨネーズも、ローファットのマヨネーズも大丈夫。オリゴ糖、乳糖（ラクトース）、果糖（フルクトース）、ポリオールのいずれも含まれていません。

一方、ケチャップはオリゴ糖（フルクタン）を多く含んでいるので、避けたほうがよい調味料。

トマト自体は低ＦＯＤＭＡＰなのですが、ケチャップには果糖を含むコーンシロップも添加されているためです。お腹の調子に影響してしまいますので、注意しましょう。

ジャムやパスタソースも注意しよう

野菜や果物などは気をつけやすいのですが、案外見落としてしまいがちなのが調味料や、ジャムやパスタソースなどの加工品。どれがお腹に良くてどれが良くないのか、ここでご紹介しておきましょう。

まず、４つの糖質をふんだんに含み、**高ＦＯＤＭＡＰとして避けるべきなのが、ハチミツ、マーマレード、ブルーベリージャム、バルサミコ酢**などです。

とくにジャムには、基本的に果糖（フルクトース）が多く含まれているので気をつけましょう。

また、クリーム系のパスタソースには乳糖とオリゴ糖（ガラクトオリゴ糖）が入っていますので避けてください。トマトベースのものでも、タマネギとニンニクが含まれているものは、やはり避けたほうが安心。タマネギとニンニクはオリゴ糖（フルクタン）を過剰に含む野菜だからです（84ページ参照）。

パスタソースでは、トマトのみのもの、オリーブオイルとチリ、バジルがおすすめです。

バルサミコ酢は果糖が多いのでテーブルスプーン小さじ1杯までにしてください。

わさびもNG⁉

日本人の大好きなわさびも、実は残念ながら高FODMAP食。使いすぎるとお腹がゴロゴロしやすいので、気をつけましょう。

ちなみに、わさびパウダーは問題ありません。

反対に、**お腹の弱い人にもおすすめできる低FODMAPの調味料は、マヨネー**

ズ、マスタード、ピーナッツバター、ミントソース、トマトソース（ニンニク、タマネギなしのもの）、チリパウダー、カレー粉、ターメリック、シナモン、醬油《しょうゆ》、味《み》噌《そ》です。

醬油や味噌は大豆から作られますが、製造過程で低ＦＯＤＭＡＰになるため、食べても問題ありません。

食材のくわしい分類については、１３９〜１４１ページの「高・低ＦＯＤＭＡＰ食品一覧表」をぜひ参考にしてください。

ナッツ類は食べる量がポイント

アーモンドは10粒までなら大丈夫

健康食品としても注目されているナッツ類ですが、お腹の調子が良くない人にとっては、少々注意が必要です。

まず、**おすすめできないのは、カシューナッツとアーモンド、ピスタチオ、ヘーゼルナッツ。**オリゴ糖（ガラクトオリゴ糖）を含む高FODMAP食だからです。

ただし、**アーモンドは1回に10粒までなら食べても問題ありません。**逆に20粒以上食べてしまうと、これらに含まれているオリゴ糖によってお腹に不快な症状が出ることがありますので注意してください。

10粒までなら、ほとんどの人に耐性が備わっているはずです。

一方、ナッツのなかでも、**低FODMAP食としておすすめできるのが、ピーナッツ、栗、マカダミアナッツ、カボチャの種、ヒマワリの種、クルミ**です。

これらには、発酵性オリゴ糖も、乳糖（ラクトース）も、果糖（フルクトース）も、ポリオールも含まれていませんから、心配ありません。

同じ原料でもお腹への作用が違う!? 納豆vs豆腐

豆類は基本NGだけれど……

68ページでもお話ししたように、豆類には発酵性オリゴ糖（ガラクトオリゴ糖）がたっぷり含まれているので、お腹が弱い人には基本的にはおすすめできない食材です。

食べると大腸のなかでの発酵が過剰になり、お腹にガスが溜《た》まりやすくなるほか、過剰な短鎖脂肪酸ができて下痢や腹痛を起こします。

ただ、**豆類のなかでも例外が多いのが大豆**です。

大豆は、古来から日本人のからだに合うたんぱく源として、さまざまなかたちで食べられてきました。

ただ、**お腹の調子を崩しやすい人にとっては、同じ大豆原料でも、製品によって作用が変わってきますので、ちょっと注意が必要**になります。

その代表例が、**納豆と豆腐**です。

納豆は発酵食品ですから、オリゴ糖がふんだんに含まれています。そのため小腸では吸収し切れずに、大腸にまで達して発酵を促《うなが》します。

ふだんからお腹の調子が良い人にとっては何ら問題はないのですが、お腹の調子が良くない人にとっては、大腸のなかで発酵し、お腹に不快な症状が出てしまうのです。

木綿豆腐がいちばん安全

同じ大豆からできている食品でも**安心して食べられるのが、木綿豆腐**です。

製造の過程でオリゴ糖が抜け、低FODMAPとなるので、お腹の調子を悪くする原因要素が含まれていません。

ただし、絹ごし豆腐にはオリゴ糖（ガラクトオリゴ糖）がたくさん含まれていますので、食べるなら木綿豆腐にしましょう。

また、味噌は大豆原料の発酵食品ですが、ＦＯＤＭＡＰ成分が精製過程でなくなりますので、安心して食べていただけます。

「牛乳より豆乳がお腹に良い」は本当!?

乳糖を消化できない人にはもってこい

「牛乳はお腹が緩《ゆる》くなるので代わりに豆乳を飲んでいる」という方もいらっしゃるかもしれません。実際、**豆乳には牛乳に含まれる乳酸（ラクトース）が少ないので、乳糖のせいでお腹に不調が出てしまうという人（乳糖不耐症）には、おすすめ**できる飲みものです。

過敏性腸症候群を患《わずら》っている人をはじめ、ふだんからお腹を壊しやすい人のなかでも、4つの糖質であるFODMAPに対する耐性には、かなり個人差がありま す。

つまり、オリゴ糖、乳糖、果糖、ポリオールのどれを食べてもお腹が痛くなってしまうという人もいれば、お腹に不調が出るのは乳糖を食べたときだけ、という人もいるということ。

ですから、どうやら乳糖だけは良くないようだとわかった人は、牛乳などの乳製品を控えて、代わりに豆乳を摂ればいいのです。

豆乳は原材料をかならずチェック

ただし、豆乳には種類があって、なかにはオリゴ糖をたくさん含んでいるものもあります。その違いは、原材料欄を見ることでチェックできます。

まず、**お腹が弱い人が飲んでも安心なのは、「大豆抽出物から作られた豆乳」**。こちらには、オリゴ糖をはじめすべてのＦＯＤＭＡＰが含まれていません。

しかし、**ふつうの「大豆から作られた豆乳」は、オリゴ糖（ガラクトオリゴ糖）をたっぷり含んでいるので、過敏性腸症候群をはじめとするお腹の弱い人には向きません。**

ですから豆乳は、大豆から作られた豆乳ではなく、大豆抽出物から作られたものを選ぶことが重要です。

また、あずきやあずき製品も、オリゴ糖をふんだんに含んでいますので控えましょう。

反対に、アーモンドミルク、ライスミルク、キヌアミルク、オーツミルクなどは乳糖が含まれておらず、ラクトースフリーのミルク（「アカディ」〈雪印メグミルク〉は80パーセントの乳糖を分解している）も低FODMAPなので、気にせず飲んでもかまいません。

このような考え方は低FODMAP食を実行する上で重要です。

たとえば、グレープフルーツ。グレープフルーツは果糖とグルコースのバランスが良い果物なので、果糖だけダメな人は食べられます。

しかし、グレープフルーツはフルクタン（オリゴ糖）が過剰なのでオリゴ糖がダメな人は控えたほうがいいのです。

市販のフルーツジュースはお腹を壊しやすい!?

できるだけ避けたほうが安全

フルーツジュースは、果物と同様のFODMAPが含まれています。ですから基本的には、**低FODMAPの果物から作られた果汁100パーセントのフレッシュジュースを選ぶのが正しい**、ということになります。

しかし、低FODMAPの果物から作られたジュースでも、注意が必要です。というのは、**多くの市販のフルーツジュースには果糖を含むコーンシロップ（果糖ブドウ糖液糖）が添加されているから**です。

たとえば、みかんやオレンジそのものは低FODMAP食ですが、市販のオレンジジュースとなると、甘味のためにコーンシロップが使われていることがあります。また、「濃縮還元」と書かれたジュースは、濃縮されることで果糖が過剰になっています。

というわけで、できるだけフルーツジュースは避けたほうがよいのですが、**どうしても飲みたいときには、レモンジュース、ライムジュース、クランベリージュースがよい**でしょう。

また、たとえ低FODMAPに分類されている果物（ブドウやオレンジ、クランベリー、パイナップル、トマトなど）のジュースでも、飲みすぎてしまえばお腹の調子を崩す原因になりかねません。FODMAPの総量が増えるためです。

ですから、**いちどに飲む量はコップ1／2杯ほどにしておく**のがよいでしょう。

野菜ジュースは要注意

野菜ジュースはからだに良いというイメージがありますが、実はあまりおすすめできません。

もちろん、安全で低FODMAPに分類される野菜から作られた、搾《しぼ》りたてのジュースであれば、飲んでも大丈夫です。

しかし、市販の野菜ジュースのほとんどには、タマネギが入っていますので、やはり避けたほうがよいでしょう。

いくら飲んでも大丈夫! 万人に安全な飲みもの

清涼飲料水は控えよう

清涼飲料水やスポーツドリンクなどの電解質飲料は、いろいろな甘味料が使われています。**原材料をチェックしてFODMAPが含まれていなければ大丈夫ですが、たいがい何かしら入っていますので、できるだけ避けたほうが安全**です。

また、炭酸飲料はお腹のガスを増やしますので、不調がある人はやめておいたほうがよいでしょう。

意外と注意が必要なお茶

お茶は何でもお腹にやさしそうに思えますが、実はそうでもありません。

たんぽぽ茶、ウーロン茶、チャイ、カモミールティーは発酵性オリゴ糖（フルクタン）が多いので、お腹の弱い人は控えたほうがよい飲みものです。

いちばんおすすめできるは、緑茶です。

コーヒーは腸への刺激があるだけでなく、コーヒーの中の食物繊維にも発酵性があるので1日1杯に控えたほうがよいでしょう。

万人に安心な飲みもの「水」

もっとも安心して飲めるのは、ほかでもない水です。

水はどんな人のお腹にも悪影響を与えません。そもそも私たちのからだの60パーセント以上が水です。**キレイで純粋な水であれば、いくら飲んでも問題ありません。**

もし、水ではもの足りないという場合は、純粋な水に低FODMAPの果物の果汁をたらして飲むと満足できると思います。

レモン、ライム、クランベリーなどがおすすめです。

乳製品の賢い選び方

もともと腸が弱い人には逆効果

一般的には、腸の働きを活性化して便秘を解消すると言われているヨーグルトや牛乳。しかし、こうした乳製品に含まれる乳糖（ラクトース）には二面性があることは67ページでお話ししました。

腸の調子が良い人には効果的ですが、腸が弱っている人にとっては、下痢を引き起こす原因になってしまうからです。

さらに、日本人の7割以上は成人になると乳糖を分解する酵素を失ってしまうので、食べすぎないようにするのがいちばん安心です。ラクトース抜きの乳製品にしたり、食べる量を減らしたりしてお腹の調子を見てください。

善玉菌である乳酸菌やビフィズス菌をとることはお腹の調子を整えます。しかし、善玉菌をヨーグルトや牛乳でとろうとすると、乳糖により問題が生じるのです。**お腹の調子が悪い人は、善玉菌を乳製品からではなく、乳糖を含まない錠剤でとる方が安全**です。

チーズは「硬さ」がポイント

ただ、乳製品のなかでも、**堅く熟成したチーズと、バターには乳糖（ラクトース）が含まれていません**から、問題なく食べられます。

お腹の調子が良くない人にとって、チーズはちょっとハードルが高そうに思えるかもしれませんが、実は選び方にポイントがあります。

できるだけ柔らかいチーズを避け、硬いチーズを選ぶようにしてください。

たとえば、クリームチーズ、カッテージチーズ、リコッタチーズ、ハルーミチーズ、ホエイチーズ、プロセスチーズ、ブルーチーズは、乳糖を多く含む高ＦＯＤＭＡＰ食にあたります。

反対に、お腹の調子を崩しにくい低FODMAPのチーズは、チェダーチーズ、カマンベールチーズ、モッツアレラチーズ、ゴルゴンゾーラチーズ、パルメザンチーズ、ブリーチーズ、スイスチーズ、シェーブルチーズ（ヤギのチーズ）です。チーズはできるだけ硬い種類を選ぶように心がけると、お腹の不調を招きにくくなりますので、ぜひ覚えておきましょう。

肉や魚は低FODMAP食だった！

動物性たんぱく質は問題なし

意外かもしれませんが、肉や魚、卵などの**動物性たんぱく質には、腸の調子を悪くするFODMAPがひとつも含まれていません。**発酵性オリゴ糖、乳糖、果糖、ポリオールのいずれも入っていないのです。

そのため、肉や魚が原因でお腹の調子が悪くなることはほぼないでしょう。

問題は植物性たんぱく質

脂肪や油も同様で、FODMAPを含みません。

しかし、**注意しなくてはならないのは、植物性たんぱく質**のほう。つまり豆類です。

豆類にはFODMAPであるオリゴ糖（ガラクトオリゴ糖）がとても多く含まれているので、お腹の弱い人は避けなくてはなりません。114〜116ページもぜひ参考にしてください。

スパイスとハーブを活用するのが秘訣

タマネギだけは要注意！

低FODMAP食を続けるためにぜひおすすめしたいのが、ハーブやスパイスです。

84ページでもお話ししたように、**タマネギとニンニクは使えませんが、それ以外のスパイスやハーブはほぼ問題なく食べられます。**

ごま、こしょう、しょうが、パセリ、カレー粉、チリ、バジリコ、シナモン、マスタード、ペパーミント、クローブ、ラベンダー、パプリカ、ローズマリー、八角、サフランなど、ふだんの料理にうまく取り入れて、お気に入りの味を見つけてください。

また、醬油やマヨネーズ、照り焼きソース、モルトビネガーなどには、原材料としてごくわずかに小麦が入っていますが、お腹に影響を与えるほどではありませんので、食べても問題ありません。

ただし、注意すべきはタマネギです。**市販のドレッシングや加工ソースなどには必ずと言っていいほど入っていますので、注意しましょう。**

サラダにはオリーブオイルをかけるのがおすすめです。純粋なオイルにはＦＯＤＭＡＰが含まれないからです。

食品ラベルには正しい読み方がある！

書かれている順番が重要

パッケージングされた**食品を購入する際には、かならず食品の原材料欄を見る習慣をつけましょう**。その食品がどんな原材料で作られたか、それをしっかり確かめることができるからです。

実は、食品の原材料欄はとてもシンプルな規則で書かれています。**原材料表示は、いちばん多く含まれている成分から順に書かれている**のです。つまり、FODMAPを多く含んでいるかどうかは、ラベルの最初のほうに書かれているか、最後のほうに書かれているかでわかるのです。

FODMAPは、ある程度の量以上を食べているときにだけ症状を引き起こします。ですから、少量含まれているだけなら、食べても問題はないことが多いのです。

食品の原材料欄を見れば、FODMAPが多いか少ないかが一目瞭然《いちもくりょうぜん》ですから、購入する際には忘れずにチェックしましょう。

【例1】フルーツジュース

〈原材料欄〉

蒸留水、フルクトース、果汁還元（オレンジ、ブドウ）、食酸（クエン酸）、香料、保存料

表示を見ると、フルクトース（果糖）がこの飲料の2番目にきていますから、フルクトースの含有量が多く、メインの甘味料として使われていることがわかります。

したがって、このジュースは買わないほうがいいでしょう。

【例2】パン
〈原材料欄〉
コーンスターチ、じゃがいも粉、タピオカ粉、乳固形分、重曹《じゅうそう》、塩、フルクトース、保存料

表示を見ると、フルクトース（果糖）はこのパンの材料のなかでは最後のほうに書かれていますから、フルクトースはあくまで付随的な材料として少量だけ使われているということを意味します。

フルクトースは入っていますが、お腹の不調につながるほどではないと判断できますから、発酵性オリゴ糖（フルクタン）に耐性がある人なら購入しても大丈夫です。

お腹の弱い人は気をつけたい外食のポイント

外食もじゅうぶん楽しめる！

お腹の調子を崩しやすい人だって、外食も美味しく楽しみたいものです。少し気をつけるだけで、お腹の調子を崩さず安心して食事ができますので、ぜひ次のことを参考にしてください。

・できるだけ**パンではなくライス**を選択しましょう。

・**肉や魚は低FODMAP食**ですから、**お寿司《すし》もおすすめ**です。ただし、ワサビは高FODMAPなので、少なめにしてください。

・日本料理はもともと、低FODMAP食に似ています。なかでもお米は腸のなかでもっとも水素（ガス）を発生させにくい食品のひとつですから、お腹がパンパンに張って苦しいという症状にもつながりません。**コンビニ食には高ＦＯＤＭＡＰ食が多いので、おにぎりがおすすめ**です。

・パン以外でも、**ラーメン、お好み焼き、たこ焼き、焼きそばなど、小麦を多く含む食事は控えましょう**。とくにラーメンにはニンニクが大量に使われていることがありますので、お腹の調子を崩す原因になります。

レストランのグルテンフリーメニューを活用しよう

まずレストランを選ぶ際には、できるだけ健康に配慮したメニューのあるお店を選ぶことが先決です。なかでも、海外の人がよく利用する外資系ホテルなどには、多くの場合、グルテンフリー食が用意されています。

「グルテンフリー食＝小麦が使われていない」ということですから、低ＦＯＤＭＡＰ食としても安心して食べられます。小麦の中に含まれる注意すべきＦＯＤＭＡＰのひとつ、フルクタン（発酵性オリゴ糖）が除去されているからです。

ただし、グルテンフリー食が必ずしも低FODMAP食ではないことを忘れてはいけません。

グルテンフリー食のなかにも高FODMAP食がありますので、注意が必要でしたね。避けるべきはタマネギです。

「基本グルテンフリー食」+「タマネギ除去」が低FODMAP食の概略ともいえます。「タマネギ抜きのグルテンフリー食」と言うと、レストランでもすぐにわかってもらえると思います。

また、セリアック病の人が行わなくてはならないグルテンフリー食と比べても、低FODMAP食はずっと制限がゆるいのが特徴です。揚げものの衣やサラダのクルトンまでいちいち取り除く必要がありません。あまり神経質になりすぎず、気軽にできるころからはじめましょう。

長期的にも低FODMAP食は安全

低FODMAP食を実行すると、酢酸などの代謝産物が減り、腸内細菌も減ることになります。

つまり、お腹の症状がある人とない人では、腸内細菌を増やしたほうがいいか悪いかは正反対で、まったく異なるのです。症状がない人は腸内細菌を増やすのが良いですし、不快な症状がある人は腸内細菌を減らすのが症状を軽くすることにつながるのです。これが長期的に、腸にどのような変化をもたらすのかは、まだ検討の余地があります。

しかし、２０１７年にイギリスとイタリアから報告された論文によると、それぞれ６カ月以上、３カ月の低ＦＯＤＭＡＰ食生活では栄養上の問題がないばかりか、ただの炭水化物制限食よりお腹の症状を改善することがわかりました。

また、低ＦＯＤＭＡＰ食は、お腹の調子が悪い過敏性腸症候群の人だけに有効なわけではなく、潰瘍《かいよう》性大腸炎やクローン病、逆流性食道炎の症状を改善することもわかっています。

お腹に不調がある人が食べてよい食材・控えたほうがよい食材がひと目でわかる！「高FODMAP／低FODMAP」一覧表

穀　物

NG　高FODMAP	OK　低FODMAP
・大麦 ・小麦 ・ライ麦 ・パン（大麦、小麦、ライ麦） ・ラーメン（小麦） ・パスタ ・うどん ・そうめん ・クスクス（小麦） ・とうもろこし ・ピザ ・お好み焼き ・たこ焼き ・シリアル（大麦、小麦、オリゴ糖、ドライフルーツ、ハチミツを含むもの） ・ケーキ ・パイ ・パンケーキ ・焼きがし など	・米　玄米 ・米粉類 ・そば（10割） ・グルテンフリーの食品 ・オート麦 ・シリアル（米、オート麦） ・タコス ・スターチ ・コーンスターチ ・ポップコーン ・タピオカ ・ポテトチップス（少量） ・オートミール ・コーンミール ・こんにゃくめん ・ビーフン ・フォー など

野菜・いも

NG　高FODMAP	OK　低FODMAP
・アスパラガス ・豆類（大豆、さやえんどう、ひよこ豆、レンズ豆、あずき） ・納豆 ・ゴーヤ ・ねぎ ・タマネギ ・にんにく ・にら ・カリフラワー ・ゴボウ ・セロリ ・キムチ ・フライドポテト ・きくいも ・さつまいも ・マッシュルーム ・らっきょう ・ちりめんキャベツ（サボイキャベツ） ・たろいも など	・なす ・トマト、ミニトマト ・ブロッコリー ・にんじん ・ピーマン ・とうがらし ・ほうれん草 ・かぼちゃ ・きゅうり ・じゃがいも ・しょうが ・オクラ ・レタス ・ダイコン ・たけのこ ・もやし ・チンゲン菜 ・白菜 ・かぶ ・キャベツ ・ヤム芋 ・ズッキーニ ・パセリ ・ラディッシュ ・オリーブ ・パクチー など

調味料・その他

NG　高FODMAP	OK　低FODMAP
• ハチミツ • オリゴ糖 • コーンシロップ（果糖ブドウ糖液糖としてジュースに入っている） • ソルビトール、キシリトールなどの甘味料 • アップルソース • トマトケチャップ • カスタード • バーベキューソース • カレーソース • ブイヨン • 缶詰のフルーツ • 固形スープの素 • 絹ごし豆腐 • バルサミコ酢 • 豆乳（大豆由来） など	• マヨネーズ（小さじ3まで） • オリーブオイル • 酢 • 缶詰のトマト ココア • ココナッツオイル • ココナッツクリーム • ココナッツミルク • ココナッツウォーター • 魚油 • キャノーラ油 • オイスターソース • ウスターソース • マーマレード • ピーナッツバター • 酵母 • 普通の豆腐 • メープルシロップ • 豆乳（大豆抽出物由来） • 味噌 など

乳製品など

NG　高FODMAP	OK　低FODMAP
• 牛乳 • 乳糖を含む乳製品全般 • ヨーグルト • アイスクリーム • クリーム類全般 • ラッシー • ミルクチョコレート • ホエイチーズ • プロセスチーズ • カッテージチーズ • ブルーチーズ • クリームチーズ • プリン • コンデンスミルク など	• バター • マーガリン（牛乳を含まないもの） • ラクトフリー（乳糖が入っていない）製品 • アーモンドミルク • ブリーチーズ • バターチーズ • カマンベールチーズ • チェダーチーズ • ゴルゴンゾーラチーズ • モッツァレラチーズ • パルメザンチーズ など

注：硬めのチーズは低FODMAPであることが多い。乳糖が多いチーズを避けるとよい。

果物

NG　高FODMAP	OK　低FODMAP
• リンゴ • すいか • あんず • もも • なし • グレープフルーツ • アボカド • ライチ • 柿 • 西洋なし • パパイヤ • さくらんぼ • 干しぶどう • プルーン • ざくろ • ブラックベリー • いちじく • グアバ • すもも • プラム • マンゴー • これらを含んだジュース • ドライフルーツ など	• バナナ • いちご • ココナッツ • ぶどう • メロン • キウイ • オレンジ • みかん • レモン • キンカン • パイナップル • ザボン • ライム • ラズベリー • ブルーベリー • クランベリー • スターフルーツ • ドリアン • ドラゴンフルーツ など

飲み物

NG 高FODMAP	OK 低FODMAP
• アップルジュース • マンゴージュース • オレンジジュース • 梨ジュース • フルーツジュース※ • レモネード(加糖) • ウーロン茶 • ハーブティー(強いもの) • 麦芽コーヒー • シリアルコーヒー(穀物飲料) • チャイ • カモミールティー • ハチミツ入りジュース • エナジードリンク • マルチビタミンジュース • ポートワイン • ラム • シェリー • 甘いワイン • 甘いスパークリングワイン • りんご酒 など	• 紅茶 • コーヒー(ストレートコーヒー) • 緑茶 • レモンジュース • ライムジュース • クランベリージュース • ビール • ジン • ウォッカ • ウイスキー • 甘くないワイン • 甘くないスパークリングワイン • タピオカティー • ペパーミントティー • チャイ(薄いもの) • レモネード(無糖) • 水、ミネラルウォーター • 白茶(ホワイトティー・中国茶) • 日本酒 など

※高FODMAPフルーツのジュースを指す。ただし、低FODMAPフルーツのジュースの中でも「果糖ブドウ糖液糖」「高果糖液糖」という甘味料が添加されたものは高FODMAP。

肉・魚・卵・ナッツ・スパイス

NG 高FODMAP	OK 低FODMAP
• ソーセージ • カシューナッツ • ピスタチオ • アーモンド(20粒以上) • あずき • わさび • あんこ • きな粉 など	• ベーコン • ハム • 豚肉 • 牛肉(赤身) • 鶏肉 • 羊肉 • 魚介類(エビ・サーモン) • 卵 • 七面鳥 • アーモンド(10粒以下) • ヘーゼルナッツ • くるみ • ピーナッツ • 栗 • 松の実 • かぼちゃの種 • ミント • バジル • カレー粉 • チリパウダー • 唐辛子 など

出典：Monash University
※高FODMAP食品のすべてが過敏性腸症候群の人に合わないのではなく、合わない食品は体質によって異なります。低FODMAP食事法を試して判断しましょう。

第3章

「低FODMAP食」実践編

あなたのお腹の不調を治す、オーダーメイド食事法

自分の腸に耳を澄ませよう

――「傾腸《けいちょう》」のすすめ

まずはFODMAPを意識してみよう

お腹の調子に問題のない人が食べると何でもないのに、お腹に不調がある人が食べるとさらなる不調を招いてしまう食品。それが高FODMAP食だというお話をここまででしてきました。

オリゴ糖、乳糖、果糖、ポリオールという、お腹の弱い人の腸を脅《おびや》かす4つの糖質を含まない食事（低FODMAP食）に変えていくことで、お腹の不調もなくなっていくはずです。

まずは、139～141ページの一覧表にしたがって、ふだんの食事をちょっと見直してみましょう。**できるだけ低FODMAPの食材を選び、高FODMAPの**

食材は口にしないように意識していくのです。

食品の分類にこだわりすぎない

とはいっても、自分と同じ人間がいないように、私たちのからだも一人ひとりちがいます。もちろん、腸だって同じです。あの人に良い食べものが、私にも良いとは限りません。誰もが一人ひとり、違う腸（腸内細菌）を持っているのですから。

そこで大切になってくるのが、**「傾腸」**。つまり**自分の腸の声に耳を傾ける**ということです。

実際、低FODMAP食については、まだ医師によってさまざまな意見があります。

大部分は確立されているのですが、医師によっては、「ほかの医師はこの食品が高FODMAP食と言っているが、私の説だと低FODMAP食だ」などと、細かすぎる分類にこだわる医師がいるのです。

しかし、大切なのは、どの食品が高FODMAP食で、どの食品が低FODMA

Ｐ食なのかという分類を決めることではありません。

先ほどもお話ししたように、私たちの腸は十人十色。ですから、ＦＯＤＭＡＰの成分に対する耐性にも、個人差があるのです。最終的に食べていいかどうかはあなたの腸が決めるのです。

お腹の調子を悪くしている原因は、人によって本当にさまざまです。ですから、注意深くあなたの腸が発する声に耳を傾ける必要があります。

また、年齢によっても変化が起こります。若い頃にはあなたの腸に合わなかった高ＦＯＤＭＡＰ食が、歳《とし》を重ねていくうちに食べても問題がなくなるようになることもあるからです。

自分の腸のメッセージをしっかり聴き取り、あなたにぴったりの食べ方を、ぜひ見つけてください。

3週間でスッキリ快腸！ 高FODMAP食品を完全ストップ

3週間、徹底的に高FODMAPをやめてみる

ふだんからお腹に何かしらの不調がある人は、まずは3週間、４つの糖質を避ける食事（低ＦＯＤＭＡＰ食）にしてみてください。１３９〜１４１ページの一覧表を参考にしながら、４つの糖質を含む食材を、できる限り食べないようにしていきます。

たとえば、これまで朝食にトーストを食べていた人は、ご飯とみそ汁と焼き魚などに替えてみましょう。

3週間をすぎると、お腹の調子が良くなって、症状がかなり軽くなるのを実感で

きるはずです。

もちろん、そのまま低FODMAP食を続けていくのもよいのですが、自分のからだに合わないものを見つける方法があります。3週間後から、高FODMAP食品を1品ずつ試してみるのです。

自分の腸の弱点を知ろう

3週間ほど低FODMAP食にして、腸の調子が快復してきたら、あなたの腸の弱点が何かを調べていく段階に入ります。3週間、低FODMAP食にすることで、お腹の不調は治まり、さまざまなノイズが消えて腸の声が聴きとりやすくなります。そして腸が静まりかえったあと、「傾腸」に入ります。

自分の腸の声に耳を傾けながら、ひとつずつ試してみましょう。あなたの腸が悲鳴をあげているのはどのFODMAPに対してなのか、突き止めるのです。

FODMAPとは、オリゴ糖（フルクタンとガラクトオリゴ糖）、乳糖（ラクトース）、果糖（フルクトース）、ポリオール類（ソルビトールやマンニトール、キシリトール）でしたね。ですから、次の成分を含む食べものを１週間ごとに順番に食べて、様子を見ていくことになります。

①オリゴ糖（フルクタン）
②オリゴ糖（ガラクトオリゴ糖）
③乳糖（ラクトース）
④果糖（フルクトース）
⑤ポリオール（ソルビトールやマンニトール、キシリトール）

今週はオリゴ糖（フルクタン）を含んだ食品を食べてみよう。

次は、オリゴ糖（ガラクトオリゴ糖）を含んだ食品を食べてみよう。

その次は、乳糖（ラクトース）を含んだ食品を食べてみよう……という具合に、FODMAPの成分をひとつずつ順番に再開して、あなたの腸が受け付けないものを探していくのです。

すでに3週間、あなたの腸はこれらのFODMAPを食べていませんから、これらの糖質があなたの腸に合わない場合は、お腹の不調ははっきりと現れるはずです。**もし再開してお腹が痛くなったり、下痢《げり》をしたり、なんらかのメッセージがあったら、そのFODMAP成分があなたの腸の弱点だということになります。**

注意深く腸の声を聴いて傾腸し、もし症状が出た場合にはかならずメモするようにしましょう。

自分の腸の弱点を知るための9ポイント

「焦《あせ》らずひとつずつ」が基本

あなたの腸の調子を崩す原因成分を突き止める段階では、次のことに気をつけましょう。

①**いちどにひとつ**のFODMAPを試す。
②**1週間に1種類**のFODMAPを食べる。
③取り入れる量は、**ふだん摂る1回分の食事と同じ**にする。

傾腸の段階では、「食べる量」がとても重要です。試す食品を食べすぎたり、逆に少なく食べたりすると、自分の腸にとってどのFODMAPがダメなのか、きちんと確かめることができません。どんな食品でも、食べすぎれば何らかの症状を引き起こす可能性があるからです。

④ひとつのFODMAPを試すときは、**できるかぎり同じ食品を食べる。**

⑤自分の腸に何らかの症状が出るか、あるいは出ないかがしっかり確認されるまで、**ほかのFODMAP食品は食べない。**

⑥症状が出たら、**その食品が自分の腸に合わないことをメモしておく。**

⑦**症状が出たら、いったんそのFODMAP製品を食べるのをやめ、**快復を待ってから、**次は前回食べた量の半分だけ食べて試してみる**（量を少なくすれば、食べられることも多いからです）。

⑧**同じFODMAP群の食べもののなかから別の食品を試し、**お腹に症状が出るかどうかを確認する。

たとえば、桃のなかにはたくさんのポリオールが含まれています。もし、桃を食べて症状が出た場合には、同じポリオールが含まれているきのこ類を食べてみるのです。

きのこを食べて同じ症状が出たら、あなたの腸はポリオールを受け付けない、ということがわかります。

⑨現在、あなたの腸が受け付けない（不耐性）と判断されたFODMAPについては、**将来、時間をおいてもういちど試してみる。**今、食べると症状が出るものでも、時間が経つと、食べても症状が出なくなる可能性があります。完全に諦《あきら》める必要はありません。

FODMAP別
お腹の不調の原因食材を突き止める食べ方

FODMAP別、原因を突き止める食べ方

ここまで、あなたのお腹の症状を悪化させている原因を突き止めるための方法をお話ししてきましたが、実際にどうやって試していけばよいか、さらに具体的なプランをご紹介していきましょう。

FODMAPとは、これまで説明してきたとおり、発酵性オリゴ糖であるフルクタンとガラクトオリゴ糖、二糖類である乳糖（ラクトース）、単糖類である果糖（フルクトース）、そして、ポリオール類（ソルビトール、マンニトール、キシリトールなど）を含む食品のことです。

3週間、このFODMAP食を完全に断ったあと、ひとつずつ開始していきます。

まずは、次のとおりに食べはじめてみてください（以下の方法はモナッシュ大学による）。

①フルクタンがあなたの腸に問題がないかどうかを調べる食べ方

【まず食べてみるもの】

小麦から作られたふつうのパン2切れ、もしくはニンニク1片。

いずれかを試したあと、タマネギ1／4個を試してください。

タマネギはフルクタン（発酵性オリゴ糖）を非常に多く含んでいるので、必ず最後に試すようにしましょう。

「パン→タマネギ」「ニンニク→タマネギ」のいずれかを試して、よく傾腸してください。

もし、お腹がゴロゴロしたり、腹痛が生じたり、下痢をしたり、お腹がガスでパンパンに張ったりしたら、あなたの現在の腸にフルクタンは合わないということです。

フルクタンを食べるとお腹に不調が出る人は、次の食品を避けてください。

【フルクタンが合わない人が避けるべき食品】

◆果物

スイカ、桃、柿、ネクタリン

◆野菜

ニンニク、タマネギ、ポロねぎ、エシャロット、アーティチョーク

◆穀物

パン、パスタ、シリアル、麺類、クラッカー、小麦ブラン、イヌリン（水溶性食物繊維で、ヨーグルトや牛乳に〝善玉菌による発酵を促すため〟として添加されていることが多い。このイヌリンもフルクタンの源になる）

◆豆類

ひよこ豆、レンズ豆、大豆、納豆

◆ナッツ類

カシューナッツ、ピスタチオ

②ガラクトオリゴ糖があなたの腸に問題がないかどうかを調べる食べ方

【まず食べてみるもの】

レンズ豆、インゲン豆、もしくはひよこ豆を1／2カップ。

いずれかを食べてみて、あなたの腸の声をよく聴いてください。

もし、お腹がゴロゴロしたり、腹痛が生じたり、下痢をしたり、お腹がガスでパンパンに張ったりしたら、あなたの現在の腸にガラクトオリゴ糖は合わないということです。

【ガラクトオリゴ糖が合わない人が避けるべき食品】

すべての豆類、納豆、ゴボウ、里芋、寒天

③乳糖（ラクトース）があなたの腸に問題がないかどうかを調べる食べ方

【まず食べてみるもの】

牛乳（全脂肪乳）１／２～１カップ、またはヨーグルト（全乳ヨーグルトもしくは低脂肪ヨーグルト）１７０グラム。

いずれかを試して、お腹の様子をみてください。

もし、お腹がゴロゴロしたり、腹痛が生じたり、下痢をしたり、お腹がガスでパンパンに張ったりしたら、あなたの現在の腸に乳糖は合わないということです。

【乳糖が合わない人が避けるべき食品量】

低脂肪牛乳１カップ以上、練乳１／２カップ以上、スキムミルク１カップ以上、チーズケーキ１切れ以上、ソフトチーズ（カッテージチーズ、クリームチーズ）１／２カップ以上、ミルクチョコレート60グラム以上、アイスクリーム２スプーン以上

④果糖（フルクトース）があなたの腸に問題がないかどうか調べる食べ方

【まず食べてみるもの】

はちみつ小さじ1杯、もしくははマンゴー半分。

いずれかを食べて、お腹に何か症状が出るかを確かめます。

もし、お腹がゴロゴロしたり、腹痛が生じたり、下痢をしたり、お腹がガスでパンパンに張ったりしたら、あなたの現在の腸に果糖は合わないということです。

【果糖が合わない人が避けるべき食品】

◆果物

スイカ、リンゴ、サクランボ、イチジク、梨

◆野菜

アスパラガス、アーティチョーク

◆そのほかの甘味料

濃縮果汁、高フルクトースのコーンシロップ、果糖ブドウ糖液糖、高果糖液糖

⑤ポリオール類があなたの腸に問題がないかどうかを調べる食べ方

【まず食べてみるもの】

ソルビトールを調べる――生のアプリコット2個、もしくは桃2切れ。

マンニトールを調べる――きのこ類1／2カップ。

これらを食べてみて、腸の具合を確かめます。

もし、お腹がゴロゴロしたり、腹痛が生じたり、下痢をしたり、お腹がガスでパンパンに張ったりしたら、あなたの現在の腸にポリオール類（ソルビトールやマンニトール）は合わないということです。

【ポリオール類が合わない人が避けるべき食品】

◆果物

梨、桃、ネクタリン、プラム、プルーン、スイカ、リンゴ

◆野菜
きのこ類、カリフラワー、サヤエンドウ

◆そのほか
キャンディ、ガム、ミント菓子（キシリトールやソルビトール、マンニトール、イソマルト、ポリデキストロースを含むお菓子）

この①〜⑤を、1種類ごとに試していきましょう。

少しめんどうだと思うかもしれませんが、誰でもない、あなた自身のからだをよく知るチャンスだと思ってはいかがでしょうか？

あなたのお腹の調子を悪くする原因がはっきりすれば、その要素が含まれている食品を避けるだけで症状が改善します。

それだけで、日々感じていたお腹の不調とも、完全にさようならできるのです。

コラム

発症率が300倍に急増中
難病クローン病は高FODMAP食が原因!?

日本では近年、クローン病患者が急激に増えています。

1976年には128人だった患者数が、2013年には39799人と急増しているのです。症状は下痢や腹痛、貧血、体重の減少などで、10~20代の若者に多く発症しています。

また同様に急増しているのが、潰瘍《かいよう》性大腸炎。安倍首相が患《わずら》っている病気です。

両者の症状はとても似ています。

腸の免疫機能が低下し、消化管に潰瘍ができます。潰瘍性大腸炎は病変が大腸のみで起こるのに対し、クローン病は口から食道、胃、小腸、大腸、肛門までの全消化管に病変が起こります。

これだけ急激な腸の病気の増加は、やはり食生活の変化が関係しているのは明らかです。これまでばくぜんと食生活の欧米化が原因と考えられてきましたが、くわしい原因はわかっていませんでした。

しかし、2009年にオーストラリアの研究者たちが、「低FODMAP食を実行すると、クローン病や潰瘍性大腸炎の症状が改善する」と発表したのです。

つまり、高FODMAP食であるパンやパスタなどに含まれるフルクタン（発酵性オリゴ糖）、牛乳やヨーグルトに含まれる乳糖（ラクトース）、甘いジュースなどに含まれる果糖（フルクトース）、ダイエット甘味料に含まれるポリオール類などが、クローン病の発症に関係しているのではないか（モナッシュ大学のギブソン教授による発表）というのです。

100年ほど前まで、日本人の食は低FODMAP食といえるものが中心でした。

米を主食とし、魚介類や野菜中心の低FODMAP食だった頃には、クローン病や潰瘍性大腸炎の患者はほとんど存在しなかったのです。

ファストフードやパスタやパンなどの小麦製品を食べる機会が増え、日本人の食生活が小腸や大腸に負担のかかる高FODMAP食を大量に食べるように変わってきたことが、クローン病や潰瘍性大腸炎が増えてきた要因のひとつだと考えても矛盾はありません。

近年は、発酵食品や水溶性食物繊維が短鎖脂肪酸を増やすので、健康にいいとブームになっています。しかし短鎖脂肪酸の中でも酪酸などは増やしすぎると、パーキンソン病の症状を悪くすることも報告されています。

健康にいいものでも、上限を考慮せずに食べすぎることは良くないことがわかります。

番外編

腸を若返らせるための食習慣

――老化しない強い腸を手に入れるために知っておきたいこと

人は腸から老化する！

腸が元気になれば若返る

いつまでも若々しくありたいとは、誰もが願うこと。

からだに良いものを食べたり、サプリメントを摂取したりと、歳《とし》を重ねるにつれてあれこれと気を使っている方も多いことでしょう。

しかし、いくら肌や外見をきれいにしても、限界があります。なぜなら、人が若々しくあるためには、内側から元気になる必要があるからです。つまり内臓がしっかり機能していなければ、外側をきれいにしても限界があるということ。

そのためにもっともケアしなくてはならないのが、実は腸。

最新の研究で**「ヒトは腸から老いる」**ということがはっきりしてきたのです。

46ページでもお話ししましたが、腸は人間の「根」に深くかかわる大事な臓器。その**腸を若く維持できれば、私たちはいつまでも、若々しく生きられる**のです。

腸内細菌の働きが肝《きも》

ただ、腸のなかは目では見えない場所ですから、なかなか状態を自覚できません。腸の状態を知るのに大切になってくるのが、腸内細菌です。

私たち人間のからだは約37兆個の細胞から成っていますが、それに対して腸のなかに住んでいる腸内細菌は、なんと100兆個。つまり、ひとりの人間を形作るよりも多くの細菌が、私たちの腸のなかに住んでいるということです。

腸内細菌はさまざまな働きをしているのですが、なかでももっとも重要な働きといえるのが、「恒常性の維持」。私たちのからだが、いつも同じ状態であるように整える機能です。

私たちの意思とはかかわりなく、からだにはつねに理想的な状態に戻ろうとする自動調整能力が備わっています。この自動調整能力は生命の維持のためになくてはならないものですが、この機能を働かせるために腸内細菌が大きな役割を果たしているということが、わかってきたのです。

逆にいえば、腸内細菌の働きに問題があると、からだ全体に問題が生じる可能性があるということ。だからこそ、腸の健康がとても大切なのです。

腸の乱れは万病のもと
——肥満、肝臓ガン、動脈硬化も腸が原因!?

加齢にともなう腸の老化が原因

腸内細菌の働きに乱れがあると、いったいどんな問題が起こるのでしょうか？

まず思いつくのは、便秘や下痢などのお腹の症状です。

しかし最近、腸内細菌そのものが、腸以外の全身の病気を引き起こす原因になっていることがわかってきました。

加齢にともない腸内細菌の働きが乱れて、そのシステムが乱れてくると、肥満や糖尿病、動脈硬化、肝臓ガンにつながってしまうというのです。

歳をとると、腸内細菌がメタボ化する

実は、**加齢とともに、腸のなかで生きている腸内細菌の種類が劇的に変わります。**

専門的にいえば、クロストリジウムが減る代わりにバクテロイデスが増え、そのために腸内では「短鎖《たんさ》脂肪酸が減って多糖類が増える」という変化が起こるのですが、この腸内環境は、ある症状の腸内と非常に似ています。

加齢にともなって腸に現れるこの腸内環境は、高脂肪食、高多糖食を食べているマウスの腸内環境にそっくりなのです。

つまり、メタボリックシンドローム（通称「メタボ」）の人の腸内環境に非常に近いということ。

歳を重ねると、腸のなかの細菌の環境は、自然にメタボ化してしまうのです。

「若い頃と同じように食べてはいけない」本当の理由

小腸の機能が低下する

前項でお話ししたように、歳を重ねていくと、腸内細菌の種類が変化して、自然と腸内がメタボ化していきます。では、なぜ加齢によってそのような変化が起こってしまうのでしょうか？

その理由は、**小腸の消化吸収能力が低下していく**ためです。

私たちが食べたものの栄養素のほとんどは、小腸で吸収されます。

小腸には絨毛《じゅうもう》という、じゅうたんの毛のようなものが粘膜がびっしり生えているのですが、この絨毛で栄養素を吸収しています。

一方、大腸には絨毛がありませんから、水とビタミンくらいしか吸収できません。

若くて元気な小腸は余すことなく栄養分を吸収してくれるので、大腸に食べものが届くころには、栄養分はほぼ吸収され尽くしていて、絞りかすになっています。

しかし、年齢を重ねるにつれ、私たちの小腸は栄養分を吸収する力が落ちていきます。

すると、**若くて小腸に吸収力があったころには届かなかった栄養素が、大腸に届くようになってしまう**のです。

そのせいで大腸のなかの細菌は異常に発酵し、肥満や糖尿病患者に見られるようなメタボ腸内細菌パターンに変化していってしまいます。

つまり、腸内細菌がメタボ化しやすい環境ができあがってしまうということです。

肥満や糖尿病患者のパターンの腸内細菌を持っていると、糖を代謝する力が落ち、インスリンの効《き》きが悪くなったり（インスリン抵抗性上昇）、動脈硬化になりやすくなります。

ですから、若いころと同じような食生活を続けていると、大変なことになるのです。

腸のキャパシティを越えた栄養素がやってくると、腸の機能はますます弱くなり、さまざまな病気を引き起こすリスクが非常に高くなってしまいます。

だからこそ、**年齢を重ねたら、自分の腸の状態を知って、食事を見直していく必要がある**のです。

「腹7分目」が腸の老化を予防する！

機能が低下した小腸に見合う食事量を

歳を重ねると、どうしても小腸の消化吸収能力が低下します。これは自然なことで避けようがないですから、うまく適応するしかありません。

そこでまず、いちばんに気をつけていただきたいのが、カロリー制限です。

というと、カロリー計算しなくてはいけないのか……とちょっと面倒に感じるかもしれませんが、わざわざ計算しなくてもかまいません。

ようするに、**「腹7分目」で食事を終えるようにすればよい**のです。

若いときのようにお腹がパンパンになるまで食べるのはやめて、「もう少し食べられそうかな」というところで箸《はし》を置くのです。

この**「腹7分目」を続けるだけで、腸の老化が確実に予防できます。**

食事の量が減れば小腸の負担も減りますから、機能が低下した小腸でも対応できるというわけです。

50歳をすぎたら小腸をいたわろう

小腸は、毎日必死です。私たちが食べたものから栄養素を吸収して、下流の大腸にまで流さないように、日々がんばっています。

ただでさえ忙しいのに、大量に食べて小腸に仕事を過剰に与え続けていると、小腸は下請けである大腸に仕事をどんどん回すようになります。

この状態が続くと、大腸はしだいに仕事を回し切れなくなり、大腸に住む腸内細菌は悪玉化してしまうのです。そして最終的には、何らかの病気を引き起こします。

ですから、**歳をとったら、小腸をいたわろうという意識が大切**です。

自分の小腸の機能を超えるような食事は控えるようにしましょう。

そうすることで、大腸の腸内細菌を若く健康に保つことができるのです。

同じものばかり食べていると、免疫力が下がる

腸も多様性が大切

もうひとつ、腸を健康に保つために大切なことがあります。

それは、「同じものばかり繰り返し食べない」ということ。

できるだけ多種多様なものを食べることが、腸のアンチエイジングにつながるのです。

なぜかをお話ししましょう。

腸内細菌は、私たちが食べものから摂取した食物繊維をエサとして増え、腸のなかで生活しています。

167ページでもお話ししましたが、私たちの体内にいる腸内細菌の数は人間の

細胞の数よりも多く、私たちは腸内細菌と「共生」しているといえるのです。

そして、この腸内細菌の種類（バリエーション）がたくさんあるほど、腸が健康になります。バリエーションが多いほど腸の粘膜のバリア機能がしっかり働いて、免疫力が強くなるからです。

同じものばかり食べているとどうなるか？

では、同じものばかり食べる習慣を持っている人の腸は、どうなってしまうのでしょうか。

いつも同じようなものばかり食べていると、腸内細菌の種類（バリエーション）が減り、似たような数種類の腸内細菌しか育たなくなります。

こうした腸内細菌のバランスが崩れた状態を、専門的には「ディス・バイオーシス」と呼びますが、この状態になると、腸の粘膜のバリア機能が落ちて免疫力が低下してしまうのです。

悪い細菌に感染しやすくなる

腸の細胞と細胞の間には、「タイトジャンクション」と呼ばれる結合があって、細胞と細胞が手をつないでいます。手をつなぐことで、悪いものが腸の粘膜の内側に進入できないように、いわば「とおせんぼ」をしているのです。

そのため、腸の粘膜はつねにたくさんの細菌と接していますが、細胞どうしがしっかり手をつなぎ粘膜のバリア機能が正常であれば、腸の粘膜に細菌が侵入して悪さをすることはありません。

しかし、腸内細菌の種類が減って「ディス・バイオーシス」になると、この手と手の結びつきが弱くなり、悪い細菌やその毒素の侵入を許してしまいます。

粘膜のバリア機能が弱くなるために、免疫力が低下してしまうのです。

腸の免疫力を高め、健康に保つためには、多種多様なさまざまなものを食べて、腸内細菌の種類を豊富にしておくことが、とても大切なのです。

お腹の調子が悪い人は、139〜141ページの低FODMAP食品の一覧表を見ながら、なるべくたくさんの種類の低FODMAP食を食べるようにしましょう。そうすることで腸内細菌の多様性を保つことができます。

乳酸菌やビフィズス菌などの善玉菌をサプリメントでとるときにも、1種類ではなく、複数の種類の善玉菌をとった方が効果的です。そうすることで腸内細菌の多様性を保つこともでき、善玉菌による過敏性腸症候群の改善効果も期待されます。

加えて、お腹がもともと弱い人は乳糖の多いヨーグルトや牛乳で善玉菌をとることは避けて、安全な錠剤でとるようにしましょう。実はお医者さんが処方する薬の中にも乳糖がたくさん含まれているものがあります。たくさん薬を飲んでいる人は注意が必要です。

腸の不調がアレルギーを引き起こすワケ

病院でのアレルギー検査ではわからない

最近、花粉症や喘息《ぜんそく》などのアレルギーで悩む人が増えています。

とくに、病院で検査をしても異常なしと結果が出るのに、じんましんやかゆみなどの症状が改善しない人が多くいらっしゃいます。

こうした原因不明のアレルギーの原因が、実は腸の状態と深くかかわっているのです。

通常、病院でおこなわれるアレルギー検査では、「ＩｇＥ抗体」という抗体を調べています。スギ花粉やエビなどのアレルゲン（アレルギーの原因）に対して、その人がＩｇＥ抗体という異常な抗体を持っていると、「アレルギーがありますね」

と診断されるわけです。

このIgE抗体があると、エビを食べるとすぐに発疹《ほっしん》ができたり、くしゃみが出たり、息苦しくなったりする「即時型《そくじ》アレルギー」が起こります。

しかし、最近あきらかになったのが「IgG抗体」という、別のアレルギー抗体です。

このIgG抗体によるアレルギーは、「遅延《ちえん》型アレルギー」と呼ばれます。

症状が現れるまでに数時間から数日間と時間がかかり、また反応が弱いため、なかなかアレルギーであると気づかれにくいのが特徴です。

この遅延型アレルギーを引き起こす原因となるのが、実は前項でお話しした「食べ方」と関係しています。

同じものばかりを繰り返し食べていると、腸に負担がかかり、IgG抗体が作られてしまうのです。

同じものばかりを食べているとアレルギーになりやすい

この遅延型アレルギーは、日本の病院で一般的におこなわれいてるアレルギー検査では、発見することができません。

ですから私は、原因がわからないアレルギーの患者さんの血液を米国シアトルに送って「遅延型アレルギー」を検査していますが、本当に「まさか」という原因でアレルギーになっていたという事実を突きつけられることもしばしばです。

たとえば、東京のある有名なパン屋さんの息子さんが原因不明のアレルギーで悩んでいたため、遅延型アレルギー検査をしました。すると、ご両親の経営しているパン屋さんのパンが原因だったとわかったのです。

食生活がパンに偏《かたよ》っていたため、体内にIgG抗体ができてしまったわけです。

このお子さんのような患者さんには半年間、原因になっている食品を食べないようにしてもらいます。その後、徐々に少量から再開すると、多くの場合、良い結果が得られます。

くれぐれも、「同じものばかり食べる」食習慣はやめましょう。腸内細菌のバランスが崩れると免疫力が下がります。健康を害しやすくなるばかりか、不要なＩｇＧ抗体が生まれて、アレルギーという「免疫力の無駄遣い」まで招いてしまうのです。

食べる時間を制限すると、太らないからだになる!?

1日8時間に制限する

さきほど174ページで、カロリー制限について触れましたが、実際やろうとなると、なかなかむずかしいという人もいらっしゃるかもしれません。

そんな人におすすめしたいのが、「食べても太らない」テクニックです。

これまでと同じ内容の食事をしても痩《や》せられるという、画期的な方法なのですが、そのコツは**「食事をするタイミング」**にあります。

食べる時間を、1日8時間以内に制限するのです。

その効果を証明したのが、マウスの次のような実験です。

まず、一方のマウスには普通食を与え、もう一方のマウスには高脂肪食を与えます。

普通食を与えられたマウスは、マウスの活動時間である夜にのみエサを食べるようになります。

しかし、高脂肪食を与えられたマウスは、なんと1日中エサを食べ続けるようになります。高脂肪食が、食欲のコントロールをはじめとする体内時計を狂わせてしまうからです。

そこで今度は、高脂肪食マウスを2つのグループに分けます。

片方の高脂肪食マウスは1日中エサを食べ放題にしておき、もう片方はマウスの活動時間である夜の8時間だけ、エサを食べられるようにしておきます。

その結果、どうなったかというと……。

1日中食べ放題のマウスは、大好きな高脂肪食を昼夜問わず食べ続けます。

一方、8時間しかエサを食べられなくなったマウスは、1日中食べていたのと同じ量の高脂肪食を8時間でまとめて食べるようになります。

つまり、どちらのグループもほぼ同じ量（カロリー）の高脂肪食を食べているということです。

4ヶ月間後、この2種類のマウスを比較してみると、驚くことがわかりました。

まったく同じ量の高脂肪食を与えられていても、食べるタイミングを8時間に制限したマウスは、1日中食べ放題だったマウスにくらべて、体脂肪が減ったのです。

それだけではなく、太りづらくなり、血糖値やコレステロール値も下がり、脂肪肝も改善し、最終的には普通食を食べていたマウスと変わらないほど健康になりました。さらに、運動能力も向上し、体脂肪が落ちて筋肉がついたことで、メタボになりにくい体質になったのです。

体内時計が非常に大切

このマウスの実験ではっきりしたのは、からだの機能には体内時計が非常に重要だということです。特に、お腹の調子が悪い人には、規則正しい生活が有効です。

1日中高脂肪食を食べ続けていたマウスの体内時計はすっかり乱れてしまってい

たのに対して、食事を8時間に制限したマウスの体内時計は、正常のリズムに回復していました。

これは、マウスに限ったことではありません。

つまり**食べる時間を8時間以内に制限することで、私たちの腸内のリズムは正常化し、太りにくい体質になれる**ということです。

実際、私の患者さんでもこの「8時間食」によって、数ヶ月で約20キロの減量に成功した方もいらっしゃいます。

朝はしっかり、夜は早めにが基本

8時間に制限するといっても、厳密にやる必要はありません。

具体的には、**朝ごはんをしっかり食べ、夕方の早い時間に夕食を済ませてしまえばいい**のです。とても簡単です。

反対におすすめできないのは、夜遅くまで食べられるようにと、朝食を抜いてしまうこと。

夜の就寝前に食べると脂肪が蓄積しやすくなるというのも理由のひとつですが、朝食を抜くと、からだはその分の脂肪をため込もうとして、かえって太りやすくなります。

太りにくい体質を目指すならぜひ、この8時間ダイエットを試してみてください。

規則正しい睡眠で、腸の健康が甦《よみがえ》る！

お腹のガスと睡眠の深い関係

私たちの腸のなかでは、何かを食べて消化するごとにガスが発生しています。

あまり知られていませんが、このガスはおもに睡眠中に排出されます。ですから、**質の良い睡眠をとることで、お腹の調子は改善する**のです。

しかし、現代人の多くが不眠の悩みを抱えています。なかなか寝つけなかったり、途中で目が覚めてしまったり、あるいは朝起きるのがツライという人は、質の良い睡眠がとれているとはいえません。

早寝早起きのリズムが基本

では、質の良い睡眠をとるにはどうしたらよいのでしょうか？

不眠を改善するには、何よりも体内リズムを整えることが先決。つまり、「早寝早起き」をすることがいちばんの近道です。

朝は起きたら、まずカーテンを開けて、光を浴びましょう。

目の網膜に光の刺激を与えると、その15時間後に睡眠ホルモンであるメラトニンがしっかり出るように体内時計がリセットされ、睡眠のリズムが整うようになります。

それだけでなく、脳内伝達物質であるセロトニンやドーパミンも分泌されます。

私は内科医として軽症のうつ病の患者さんも診《み》ていますが、彼らに共通するのは1日中カーテンを閉め切って暗闇《くらやみ》で生活していることです。これでは、うつから抜け出すことはできません。

朝は思いっきり太陽を浴びましょう。すると、①睡眠と覚醒のリズム「体内時計」がリセットされ、②心を明るくするハッピーホルモン（セロトニン）も作られて幸福感も増します。朝陽を浴びながらの散歩もおすすめです。

また、メラトニンには抗酸化作用があり、アルツハイマー型認知症だけでなく、胃潰瘍を改善する働きもあります。

こうして**睡眠のリズムが整ってくると、自然と質の良い睡眠がとれるようになりますから、腸はもちろん、からだ全体が元気を取り戻すのです。**

おわりに

「今日はお腹の調子がすぐれないから、低ＦＯＤＭＡＰ食にしておくわ」

こんな会話が昼下がりのおしゃれなレストランで交わされる。

「もうすぐ受験だから、緊張しても下痢《げり》しないように、低ＦＯＤＭＡＰ食にしておこうね」

こんな思いやりの言葉が、親子のふだんの語らいになる。

このような姿が日常になってはじめて、日本から腹痛や下痢、ガスなどで悩む患者さんが減り、不安のない明るい日本の姿になると私は夢見てきました。

本来、人間のお腹の状態、つまり腸内細菌の種類は個人差が大きいものです。したがって、万人に通用するような食事法はありません。あなたには自分の腸にあった「オーダーメイド」の食事法があるのです。それが低FODMAP食です。

「発酵食品や水溶性食物繊維が腸にいい」とテレビや雑誌で報じられると、翌日にはその食材がスーパーから姿を消し、みながそれに飛びつく……。日本でよく見かける光景です。

しかし、試験管を振って化学物質を分析したり、マウスを相手に研究しているだけの研究者ならまだしも、実際に生きて話すことができる人間の患者さんを相手にしている臨床の医師が「一般的に腸によいと言われている食事をしているのに調子が悪い」と訴える患者さんの声に真摯《しんし》に耳を傾けてきたでしょうか。このような患者さんは近くにたくさんいたはずです。

尊敬する医の巨人、ウイリアム・オスラー（William Osler,1849～1919年）は、「患者の言うことに耳を傾けろ、彼らが診断を教えてくれる」と医学生を諭《さと》しました。

われわれ医師は、こういったセンスを持ち、常識に当てはまらない患者さんを目の前にしたとき、その小さな声を聞き逃さずしっかり傾聴し、臨床上の疑問として取り挙げ、それを研究につなげていくことが本来の医師の姿だと自戒を込めて思います。未来の医学の教科書の中身は、目の前の患者さんの声の中にあるのです。

私たち医師は、悩んでいる多くの同胞たちに、「一般的に腸にいい」と世間で言われているものが実際には過敏性腸症候群をはじめとするお腹の調子が悪い人にとっては不調につながることを、もっと知らせなくてはなりません。

そのためにこの本を、「世の中のために出版すべきです」と強く支持してくださったPHP研究所の中村悠志様、中村康教様、金田幸康様、池口祥司様に深く感謝いたします。

PHP研究所とは、「人類のよりよき未来のために」と松下幸之助先生が設立された出版機能を持つ民間のシンクタンクです。このような利他の精神あふれる会社からこの本を世に送り出せたことを医師として大変誇りに思います。創業者のスピリットが今も、編集者たちの瞳の奥に震えているのを見るとき、私は深い感銘を覚えました。

また、企業の皆様には、セリアック病患者の多いアメリカにおいてグルテンフリー食の市場が9億7300万ドル（2014年）であるように、日本においてもお腹の調子が悪い人向けの低FODMAP商品の開発をお願いしたいと思います。日本の高い技術と豊富な経験、繊細なものを創ることに長けている民族性がそれを可能にしてくれるでしょう。

高FODMAP食を扱う食品業界の方には、すべての人が皆様の扱う食品を食べられないわけではなく、「本当に食べて健康になる人にだけ届くことがいちばん食を生かすこと」であるとご理解いただけると思いますし、商品開発や品種改良の際の1つの目標になると思います。海外ではグルテンフリー・カフェと同じように、低FODMAP・カフェもあります。共同してともにお腹の不調をもった人にやさしい社会づくりを目指していきたいものです。

そして最後に読者のあなたへ。
毎日、仕事や家事や子育て、はたまた親の介護など、忙しくストレスの多いきつい生活をお過ごしのことでしょう。そのせいでお腹の調子を崩していらっしゃるかもしれません。

まずは食事を変えましょう。
そして、そんな中でも、毎日数分でも自分ひとりの時間をつくり、自分のお腹の声に耳を傾ける「傾腸」を行ってみてください。
そうやって時間をかけ、あなた自身の腸の声を聴くことが、自分を見つめ直し、本当に愛することにもつながるのです。

私たち医師はあなたの声に耳を傾けます。
あなたはかけがえのない自らの腸に「傾腸」し、自分だけのオーダーメイドの食事法、低FODMAP食にぜひトライしてみてください。

この本をきっかけとして、あなたのお腹が整い、明るい未来が訪れることを祈り、筆を置きます。

江田　証

randomized trial." *Jama* 281.14 (1999): 1304-1309.

- Catsos, Patsy. *IBS: free at last!: change your carbs, change your life with the FODMAP elimination diet.* Pond Cove Press, 2012.
- Shepherd, Sue, and P. R. Gibson. *The complete low-FODMAP diet: a revolutionary plan for managing IBS and other digestive disorders.* Workman Publishing, 2013.
- https://www.youtube.com/watch?v=Z_1Hzl9o5ic (IBS symptoms, the low FODMAP diet and the Monash app that can help Central Clinical School, Monash University)

malabsorption across chronic intestinal disorders." *Alimentary pharmacology & therapeutics* 30.2 (2009): 165-174.

- Biesiekierski, Jessica R., et al. "No effects of gluten in patients with self-reported non-celiac gluten sensitivity after dietary reduction of fermentable, poorly absorbed, short-chain carbohydrates." *Gastroenterology* 145.2 (2013): 320-328.
- Barrett, Jacqueline S., and Peter R. Gibson. "Fermentable oligosaccharides, disaccharides, monosaccharides and polyols (FODMAPs) and nonallergic food intolerance: FODMAPs or food chemicals?." *Therapeutic advances in gastroenterology* 5.4 (2012): 261-268.
- Bharucha, Adil E., et al. "Temporal trends in the incidence and natural history of diverticulitis: a population-based study." *The American journal of gastroenterology* 110.11 (2015): 1589.
- 櫻井幸弘. "大腸憩室症の病態." *日本消化器内視鏡学会雑誌* 47.6 (2005): 1204-1210.
- Chang, Anne-Marie, et al. "Evening use of light-emitting eReaders negatively affects sleep, circadian timing, and next-morning alertness." *Proceedings of the National Academy of Sciences* 112.4 (2015): 1232-1237.
- Hatori, Megumi, et al. "Time-restricted feeding without reducing caloric intake prevents metabolic diseases in mice fed a high-fat diet." *Cell metabolism* 15.6 (2012): 848-860.
- Ghoshal, Uday C., and Deepakshi Srivastava. "Irritable bowel syndrome and small intestinal bacterial overgrowth: meaningful association or unnecessary hype." *World Journal of Gastroenterology: WJG* 20.10 (2014): 2482.
- Smyth, Joshua M., et al. "Effects of writing about stressful experiences on symptom reduction in patients with asthma or rheumatoid arthritis: A

International journal of clinical practice 67.9 (2013): 895-903.

- Mazzawi, Tarek, et al. "Effects of dietary guidance on the symptoms, quality of life and habitual dietary intake of patients with irritable bowel syndrome." *Molecular medicine reports* 8.3 (2013): 845-852.
- Pedersen, Natalia, et al. "Ehealth monitoring in irritable bowel syndrome patients treated with low fermentable oligo-, di-, mono-saccharides and polyols diet." *World Journal of Gastroenterology: WJG* 20.21 (2014): 6680.
- Khan, Muhammad Ali, et al. "Low-FODMAP diet for irritable bowel syndrome: is it ready for prime time?." *Digestive diseases and sciences* 60.5 (2015): 1169-1177.
- Rastall, Robert A., and Glenn R. Gibson. "Recent developments in prebiotics to selectively impact beneficial microbes and promote intestinal health." *Current opinion in biotechnology* 32 (2015): 42-46.
- Mirmiran, P., A. Esmaillzadeh, and F. Azizi. "Dairy consumption and body mass index: an inverse relationship." *International journal of obesity* 29.1 (2005): 115.
- Goseki – Sone, Masae, et al. "Effects of Dietary Lactose on Long – term High – fat – diet – induced Obesity in Rats." *Obesity* 15.11 (2007): 2605-2613.
- Liu, Simin, et al. "Dietary calcium, vitamin D, and the prevalence of metabolic syndrome in middle-aged and older US women." *Diabetes care* 28.12 (2005): 2926-2932.
- Yang, Jianfeng, et al. "Prevalence and presentation of lactose intolerance and effects on dairy product intake in healthy subjects and patients with irritable bowel syndrome." *Clinical gastroenterology and hepatology* 11.3 (2013): 262-268.
- Barrett, J. S., et al. "Comparison of the prevalence of fructose and lactose

- Zheng, Zhaoqiu, et al. "Staple foods consumption and irritable bowel syndrome in Japanese adults: a cross-sectional study." *PloS one* 10.3 (2015): e0119097.
- Shinozaki, Masae, et al. "High prevalence of irritable bowel syndrome in medical outpatients in Japan." *Journal of clinical gastroenterology* 42.9 (2008): 1010-1016.
- Austin, Gregory L., et al. "A very low-carbohydrate diet improves symptoms and quality of life in diarrhea-predominant irritable bowel syndrome." *Clinical Gastroenterology and Hepatology* 7.6 (2009): 706-708.
- Murray, Kathryn, et al. "Differential effects of FODMAPs (fermentable oligo-, di-, mono-saccharides and polyols) on small and large intestinal contents in healthy subjects shown by MRI." *The American journal of gastroenterology* 109.1 (2014): 110.
- Ong, Derrick K., et al. "Manipulation of dietary short chain carbohydrates alters the pattern of gas production and genesis of symptoms in irritable bowel syndrome." *Journal of gastroenterology and hepatology* 25.8 (2010): 1366-1373.
- Staudacher, Heidi M., et al. "Comparison of symptom response following advice for a diet low in fermentable carbohydrates (FODMAPs) versus standard dietary advice in patients with irritable bowel syndrome." *Journal of Human Nutrition and Dietetics* 24.5 (2011): 487-495.
- Shepherd, Susan J., and Peter R. Gibson. "Fructose malabsorption and symptoms of irritable bowel syndrome: guidelines for effective dietary management." *Journal of the American Dietetic Association* 106.10 (2006): 1631-1639.
- Roest, RH de, et al. "The low FODMAP diet improves gastrointestinal symptoms in patients with irritable bowel syndrome: a prospective study."

sciences 57.4 (2012): 873-878.

- Gearry, Richard B., et al. "Reduction of dietary poorly absorbed short-chain carbohydrates (FODMAPs) improves abdominal symptoms in patients with inflammatory bowel disease—a pilot study." *Journal of Crohn's and Colitis* 3.1 (2009): 8-14.
- Gibson, P. R., and S. J. Shepherd. "Personal view: food for thought–western lifestyle and susceptibility to Crohn's disease. The FODMAP hypothesis." *Alimentary pharmacology & therapeutics* 21.12 (2005): 1399-1409.
- Gibson, Peter R. "Use of the low - FODMAP diet in inflammatory bowel disease." *Journal of gastroenterology and hepatology* 32.S1 (2017): 40-42.
- Pedersen, Natalia, et al. "Low-FODMAP diet reduces irritable bowel symptoms in patients with inflammatory bowel disease." *World journal of gastroenterology* 23.18 (2017): 3356.
- Zhan, Yong-an, and Shi-xue Dai. "Is a Low FODMAP Diet Beneficial for Patients with Inflammatory Bowel Disease? A Meta-analysis and Systematic Review." *Clinical Nutrition* (2017).
- Mazzawi, Tarek, et al. "Dietary guidance normalizes large intestinal endocrine cell densities in patients with irritable bowel syndrome." *European journal of clinical nutrition* 70.2 (2016): 175.
- Okami, Yukiko, et al. "Lifestyle and psychological factors related to irritable bowel syndrome in nursing and medical school students." *Journal of gastroenterology* 46.12 (2011): 1403-1410.
- Rees, Gail, et al. "Randomised-controlled trial of a fibre supplement on the symptoms of irritable bowel syndrome." *The journal of the Royal Society for the Promotion of Health* 125.1 (2005): 30-34.

参考文献

- Varjú, Péter, et al. "Low fermentable oligosaccharides, disaccharides, monosaccharides and polyols (FODMAP) diet improves symptoms in adults suffering from irritable bowel syndrome (IBS) compared to standard IBS diet: A meta-analysis of clinical studies." *PloS one* 12.8 (2017): e0182942.
- Vincenzi, Massimo, et al. "Effects of a low FODMAP diet and specific carbohydrate diet on symptoms and nutritional adequacy of patients with irritable bowel syndrome: Preliminary results of a single-blinded randomized trial." *Journal of Translational Internal Medicine* 5.2 (2017): 120-126.
- O'Keeffe, M., et al. "Long－term impact of the low－FODMAP diet on gastrointestinal symptoms, dietary intake, patient acceptability, and healthcare utilization in irritable bowel syndrome." *Neurogastroenterology & Motility* (2017).
- Halmos, Emma P., et al. "A diet low in FODMAPs reduces symptoms of irritable bowel syndrome." *Gastroenterology* 146.1 (2014): 67-75.
- Simrén, Magnus, et al. "Intestinal microbiota in functional bowel disorders: a Rome foundation report." *Gut* 62.1 (2013): 159-176.
- Tana, C., et al. "Altered profiles of intestinal microbiota and organic acids may be the origin of symptoms in irritable bowel syndrome." *Neurogastroenterology & Motility* 22.5 (2010): 512.
- Farmer, Adam D., et al. "Caecal pH is a biomarker of excessive colonic fermentation." *World Journal of Gastroenterology: WJG* 20.17 (2014): 5000.
- El-Salhy, Magdy, et al. "Low densities of serotonin and peptide YY cells in the colon of patients with irritable bowel syndrome." *Digestive diseases and*

装丁――根本佐知子（梔図案室）
編集協力――山本貴緒

〈著者略歴〉

江田 証（えだ・あかし）

医学博士。江田クリニック院長。

1971年、栃木県に生まれる。自治医科大学大学院医学研究科修了。日本消化器病学会専門医。日本消化器内視鏡学会専門医。米国消化器病学会（ＡＧＡ）インターナショナルメンバーを務める。消化器系癌に関連するＣＤＸ２遺伝子がピロリ菌感染胃炎で発現していることを世界で初めて米国消化器病学会で発表し、英文誌の巻頭論文として掲載。毎日、国の内外から来院する200人近くの患者さんを胃内視鏡、大腸内視鏡で診察しているカリスマ消化器専門医。

主な著書に、『医者が患者に教えない病気の真実』（幻冬舎）、『パン・豆類・ヨーグルト・りんごを食べてはいけません』（さくら舎）、『なぜ、胃が健康な人は病気にならないのか？』（ＰＨＰ文庫）など、多数がある。


なんだかよくわからない「お腹の不調」はこの食事で治せる！

世界が認めた低FODMAP《フォドマップ》食事法

2017年11月6日　第１版第１刷発行

著　者　江田　証
発行者　後藤淳一
発行所　株式会社ＰＨＰ研究所
東京本部　〒135-8137　江東区豊洲5-6-52
第二制作部ビジネス課　☎03-3520-9619（編集）
普及部　☎03-3520-9630（販売）
京都本部　〒601-8411　京都市南区西九条北ノ内町11
PHP INTERFACE　http://www.php.co.jp/

組　版　有限会社エヴリ・シンク
印刷所　株式会社精興社
製本所　株式会社大進堂

ISBN978-4-569-82772-8

PHPの本

幸せはあなたの心が決める

渡辺和子 著

ミリオンセラー『置かれた場所で咲きなさい』の著者が、思い通りにいかない人生に疲れず、笑顔で生きていく秘訣を身近な体験から語る。

定価 本体一、〇〇〇円（税別）

PHPの本

ただ生きていく、それだけで素晴らしい

五木寛之 著

「ストレスにはちゃんと意味がある」「鬱であることを否定しない」など、生きづらさを感じている人へ向けて贈る、珠玉のメッセージ集。

定価 本体一、〇〇〇円（税別）

PHPの本

無意味な人生など、ひとつもない

五木寛之 著

「人生には無限の可能性がある」「こころの傷は、一生懸命生きてきたことの証明」など、自然と生きる希望と勇気が湧いてくる一冊。

定価 本体一、〇〇〇円（税別）